varia best seller

Dello stesso autore in edizione TEA:

Le prigioni del cibo (con Tiziana Verbitz e Roberta Milanese)
Non c'è notte che non veda il giorno
Manuale di sopravvivenza per psico-pazienti
Paura, panico, fobie
La dieta paradossale
Cambiare per conoscere (con Claudette Portelli)
Modelli di famiglia (con Emanuela Giannotti e Rita Rocchi)
L'arte del cambiamento (con Paul Watzlawick)
Solcare il mare all'insaputa del cielo (con Elisa Balbi)
Ipnosi e terapie ipnotiche (con Camillo Loriedo, Jeffrey Zeig e Paul Watzlawick)
Quando il sesso diventa un problema (con Matteo Rampin)
L'arte di mentire a se stessi e agli altri
Emozioni. Istruzioni per l'uso
L'anoressia giovanile (con E. Valteroni)
Solcare il mare all'insaputa del cielo (con Elisa Balbi)
Ipnosi e terapie ipnotiche (con Camillo Loriedo, Jeffrey Zeig e Paul Watzlawick)
Quando il sesso diventa un problema (con Matteo Rampin)
L'arte di mentire a se stessi e agli altri
Emozioni. Istruzioni per l'uso
L'anoressia giovanile (con Elisa Valteroni)
Il piacere mancato (con Elisa Balbi ed Elena Boggiani)
La solitudine
Gli errori delle donne (in amore)
Amore e disamore (con Claudio Gargantini e Francesca Moroni)
Ossessioni, compulsioni, manie (con Claudette Portelli)
Senza fiato

Giorgio Nardone
con Elisa Balbi

Solcare il mare all'insaputa del cielo

TEA

Prima edizione presso Ponte alle Grazie, luglio 2008

TEA – Tascabili degli Editori Associati S.r.l., Milano
Gruppo editoriale Mauri Spagnol

Prima edizione TEA Pratica aprile 2017
Seconda ristampa TEA Pratica gennaio 2022
Prima edizione Varia Best Seller giugno 2023
Seconda ristampa Varia Best Seller luglio 2026

Ci vuole un nuovo modo di pensare
per risolvere i problemi
prodotti dal vecchio modo di pensare

A. Einstein

Premessa

Trattare di logica non ordinaria applicata al cambiamento strategico è riferirsi a ciò che non è mai stato pubblicato e da sempre aborrito perché la maggioranza degli insegnamenti accademici e dei libri si ferma alle logiche binarie. Nell'accademia filosofica, infatti, tutto ciò che non rientra in una razionalità classica viene rifiutato come pericoloso, anche se abbiamo avuto grandi personaggi nella storia della filosofia della scienza che hanno lottato contro questo. Whitehead (Whitehead, Russell, 1910-13), uno dei più grandi logici, valuta tutta la filosofia come poco più che una nota in calce all'opera di Platone, considerando pertanto Platone come la più imponente figura del filosofia occidentale. Questo, dal nostro punto di vista, spiega come mai la filosofia e la filosofia della scienza si interessino di modelli teoretici lontani dalla realtà e siano molto più propense a occuparsi di idee assolute come quelle platoniche, piuttosto che di suggerimenti pragmatici (Russell, 1940). Sembra che Wittgenstein, con il suo trattato sulla filosofia della psicologia (*Philosophische Untersuchungen*, 1953), sia stato la stella cometa di una notte, dimenticato completamente. I lavori del gruppo di Gregory Bateson, che hanno riportato finalmente per la prima volta dopo 2500 anni l'attenzione sugli effetti pragmatici della comunicazione e delle nostre teorie, sono stati trasformati spesso in nuovi modelli rigidi (Bateson, 1964, 1978).

La logica non ordinaria, dunque, come una sorta di diavolo temuto che va a minare qualunque idea assoluta, qualunque credenza, cosa molto pericolosa per chiunque voglia presentare una teoria forte. Nell'ambito della psicologia e della psicoterapia, che si potrebbero definire la nuova filosofia applicata dell'ultimo secolo, abbiamo recentemente assistito a quella che io chiamo, insieme al mio caro amico e insigne psicologo Ricci Bitti, una vera e propria «sbornia cognitiva»: per tutti i fenomeni si deve trovare una spiegazione razionale e il controllo del pensiero non ha limiti. Torna l'idea – di nuovo Socrate e Platone – che il pensiero possa superare la percezione e l'emozione; ma questo non trova alcun riscontro nella realtà. A ognuno di noi, almeno una volta nella vita, sarà accaduto di aver deciso di fare qualcosa, razionalmente ritenuta come ciò che è meglio fare, e poi di essersi comportato in modo differente spinto dalle proprie emozioni. Anche se amiamo pensare di essere razionali e di poter controllare la realtà attraverso il nostro pensiero, dunque, si tratta solo di un'illusione, anzi, come mi piace chiamarlo, un sublime autoinganno che ci rassicura ma che ci intrappola continuamente.

Se entriamo nel campo della logica non ordinaria, pertanto, dobbiamo prima di tutto rifiutare qualunque teoria che pretenda di descrivere come funziona la realtà e di prescrivere il cambiamento in maniera razionale. Ciò non significa che la logica ordinaria sia una inutile invenzione o tantomeno qualcosa di sbagliato ma che, se è corretta e funzionale applicata a fenomeni lineari naturali, è completamente sbagliata quando viene utilizzata per fenomeni ricorsivi autoreferenziali. Werner Heisenberg, nel campo non sospetto della scienza pura, con il suo principio di indeterminazione ce l'ha insegnato spiegando che anche nella fisica l'osservatore, attraverso gli strumenti della sua osservazione, influenza ciò che osserva, così come spesso lo sperimentatore costruisce l'esperimento attraverso le proprie aspettative e i propri strumenti. Questa è la migliore dimostrazione del fatto che quando ci occupiamo di fenomeni che hanno a che fare con il rapporto che la mente ha con la mente, con le altre menti, con la società, la logica lineare non funziona più perché io influenzo ciò con cui interagisco; introduco continuamente un cambiamento nella realtà che mi torna indietro. Questo è il principio del feedback della cibernetica ed è quello da cui ha preso avvio a suo tempo la scuola di Palo Alto; l'idea che una volta che si inizia un gioco, tutto è interazione e non c'è niente di prestabilito. La causa costruisce l'effetto, l'effetto crea la causa. La circolarità si sostituisce alla linearità causale (von Foerster, 1974; von Glasersfeld, 1975, 1979, 1984).

Negli ultimi vent'anni, attraverso l'applicazione al contesto clinico e manageriale di una procedura metodologica avanzata utilizzata per lo sviluppo di tecnologie, abbiamo evidenziato come la tecnologia si evolva sulla base della sua efficacia e non sulla base di teorie da provare: conoscere il problema attraverso la sua soluzione, piuttosto che conoscere le soluzioni attraverso i problemi (Nardone, Watzlawick, 1990, 2004; Watzlawick, Nardone, 1997; Nardone, Rampin, 2002; Nardone, Salvini, 2004; Nardone, Portelli, 2005). Una prospettiva, questa, chiaramente non ordinaria che, attraverso stratagemmi, espedienti non lineari, ci consente di costruire una realtà nella quale si può ottenere un cambiamento laddove prima non era possibile. Il passaggio è da una metodologia *ipotetico-deduttiva* a una *costitutivo-deduttiva*, ovvero: invece di conoscere per cambiare, *cambiare per conoscere* (Watzlawick, Nardone, 1997).

Introduciamo così un argomento fondamentale: la logica non ordinaria si occupa di tutte le modalità utili a far cambiare quelle percezioni che creano realtà disfunzionali ricorrendo all'antica conoscenza dell'arte dello stratagemma, della retorica e della persuasione, rifiutati in blocco non solo dalla logica ordinaria ma in generale da tutte le ideologie assolutiste religiose e politiche. Platone è stato il primo filosofo a convertire la filosofia in religione con il concetto di idea assoluta che emana da Dio, e per questo è stato tanto apprezzato per duemilacinquecento anni ed è tuttora riconosciuto come il filosofo eccelso della religione cattolica. Di converso, quando parliamo di stratagemmi, facciamo riferimento alla filosofia presocratica, la filosofia dei sette saggi della tradizione ellenica, che era molto pragmatica e i cui insegnamenti, non a caso, venivano trasmessi attraverso gli aforismi e il linguaggio persuasorio.

I sofisti sono gli esponenti di maggiore spicco di questo differente modo di guardare alle cose del mondo; i primi costruttivisti radicali che siano mai esistiti, coloro che, già tremila anni prima del nostro amato Paul Watzlawick (1988), affermavano che «il linguaggio costruisce la realtà» e che la realtà è il linguaggio che usiamo per descriverla. Maestri della persuasione, sono i nostri più grandi predecessori anche nell'arte del problem solving strategico quali consulenti di principi, imperatori e re nella gestione dell'impero o del regno e naturalmente delle guerre. Alcuni tra i più grandi sofisti erano terapeuti; in primo luogo Antifonte, il primo psicoterapeuta ufficiale della storia, il quale ebbe così tanto successo nel curare i problemi fisici attraverso le parole che, stressato, decise di ritirarsi. Pochi sanno che Ippocrate, il primo grande medico della storia, era nipote di Gorgia, il più insigne dei sofisti, e non è un caso che molte delle sue terapie più efficaci non si avvalsero di farmaci o medicamenti ma delle parole; non fu quindi solo un grande medico, ma anche un grande psicologo.

Non possiamo dimenticare un dettaglio storico che solo pochi conoscono, ovvero che il più grande condottiero della storia, Alessandro Magno, al contrario di quanto riportano i libri di testo di filosofia ufficiale, non è affatto stato allievo di Aristotele. Aristotele è stato suo tutore solo per due anni poi, avendogli Alessandro giocato un brutto scherzo a sfondo erotico-sessuale, si è ritirato su un'isola a scrivere un trattato contro le donne. Il vero maestro di Alessandro Magno è stato Antisarco, un sofista allievo di Protagora poi fondatore del movimento filosofico degli scettici. Antisarco ha accompagnato un Alessandro Magno che in tutta la sua epopea non è stato un tiranno, un folle, un visionario, un violento ma colui che è riuscito a conquistare un territorio dopo l'altro con le parole, fatta eccezione per tre sole grandi battaglie. Di solito infatti, arrivato in terra di conquista con il suo esercito, egli proponeva al sovrano di turno una di quelle domande a illusione d'alternativa di risposta che usiamo oggi nel dialogo strategico: «Preferisci che io distrugga la tua città e che uccida tutto il tuo popolo, o rimanere nel tuo ruolo di re nel nome di Alessandro, pagando solo un dazio ma rimanendo tu il reggente?» In tal modo egli vinse le maggior parte delle battaglie senza combatterle ma usando la persuasione (Ardrey, 1986).

Lavorando da oltre vent'anni per mettere a punto interventi strategici non ordinari proprio su quelle patologie o problemi organizzativi dove la logica tradizionale non funziona e usando la metodologia del conoscere i problemi attraverso la loro soluzione (Nardone, Watzlawick, 1990; Watzlawick, Nardone, 1997; Nardone, Rampin, 2002; Nardone, Salvini, 2004; Nardone, Portelli, 2005), sono giunto a formulare un modello di logica non ordinaria. Si tratta di un modello basato su una pratica empirica sperimentale e non solo su una elucubrazione teorica, un modello mai formulato prima perché, come anticipato, i logici, anche i più illuminati, si sono fermati al passo precedente. Newton da Costa, per esempio, che è stato il primo matematico a fondare modelli di logica paraconsistente, ha descritto in maniera formale la logica della credenza, la logica della contraddizione, la logica del paradosso (da Costa, 1989a; 1989b), ma non ha mai trasformato tutto questo in indicazioni operative; si è fermato alla formulazione teorica, usando il linguaggio della logica matematica. Il nostro rapporto è iniziato quando è venuto in Italia: io ero già psicologo ma continuavo a occuparmi di filosofia della scienza e avevo scritto il mio primo libro di terapia breve strategica. Quando da Costa lo ha letto, mi ha detto che per la prima volta aveva trovato applicate le sue teorie matematiche ed è nato una sorta di idillio. Abbiamo cominciato a discutere sull'idea di modelli di logica strategici che utilizzassero come strumenti rigorosi la contraddizione, il paradosso, la credenza, gli autoinganni, le autopredizioni, le profezie e tutta una serie di elementi appartenenti alla logica non ordinaria. Questo è stato l'embrione di ciò che è venuto dopo, perché stiamo parlando di vent'anni fa. Da allora ho continuato a sviluppare quest'idea non a livello teorico ma di intervento, mettendo a punto stratagemmi terapeutici non ordinari per la maggioranza delle patologie più importanti e strutturando protocolli di trattamento con una sequenza logica rigorosa ma che contenessero interventi non ordinari.

Negli ultimi anni, spinto dalla pressione di alcuni miei allievi e non solo, rileggendo *Change* di Paul Watzlawick (Watzlawick, Weakland, Fisch, 1974), i libri di Jon Elster (1979, 1985), andando a ripescare testi filosofici che non leggevo da tanto, mi sono reso conto della necessità di dare una formulazione teorica operativa che potesse aiutare meglio chi vuole applicare una logica non ordinaria. Ciò che propongo non è, come spesso accade, un guizzo di genio o un'idea a priori da seguire indipendentemente dalla sua applicabilità o funzionalità, ma il risultato di ciò che ha funzionato che mi ha a sua volta guidato a conoscere come mai ha funzionato; quali principi, teorie e logiche hanno permesso che funzionasse. Così come conosco un problema attraverso la sua soluzione, allo stesso modo conosco una teoria attraverso la sua applicazione.

Potremmo riassumere questi vent'anni con le parole del mio amico nella storia Friedrich Nietzsche: « Si provi a fare cento e più abbozzi di novelle, ciascuno non più lungo di due pagine, ma di tale chiarezza che ogni parola sia in esso necessaria; si scrivano ogni giorno aneddoti, finché non si impari a trovare la loro forma più pregnante, più efficace; si sia instancabili nel raccogliere e dipingere tipi e caratteri umani; si racconti soprattutto il più spesso possibile e si ascolti raccontare, con occhio e orecchio attenti all'effetto prodotto sugli altri presenti, si viaggi come un pittore paesaggista e disegnatore di costumi... Si rifletta infine sui motivi delle azioni umane, non si disdegni alcuna indicazione per istruirsi in questo campo e si faccia giorno e notte collezione di cose siffatte. In questa molteplice esercitazione si lascino passare una decina di anni: ciò che poi viene creato in laboratorio, può uscire anche alla luce del sole » (Nietzsche, 1985).

Capitolo 1

Logica non ordinaria

> [...] per tornare occorre partire, l'arresto ha bisogno del moto, il rilasciare segue il trattenere, perché ognuno nasce dall'altro, allora parlate per il silenzio, mutate per conoscere l'immutabile, vuotatevi per divenire colmi. Di momento in momento la mente inganna la mente e i pensieri segnano il pensiero in tondo. La via di uscita è all'interno, la via d'accesso all'esterno. Attraverso è nel mezzo. Aggrappatevi a entrambe le metà e spalancate oppure serrate le porte della mente.
> La mente colma coincide con la mente vuota.
>
> R. Grigg, *Il tao delle relazioni tra uomo e donna*

> Non abbiamo modo di afferrare il mondo esterno se non attraverso i sensi, dai quali potremmo ricevere immagini costantemente ingannevoli; ma anche se vedessimo il mondo in modo del tutto corretto, non avremmo modo di saperlo.
>
> E. von Glasersfeld, *Radical constructivism*

La logica non è altro che il metodo attraverso il quale l'uomo, da sempre, applica le proprie conoscenze, risolve problemi, raggiunge obiettivi, quindi è il ponte fra teoria e applicazione diretta. La maggioranza dei modelli di psicoterapia passa dalla teoria alla pratica senza ricordare che fra i teoremi e l'applicazione diretta esiste un gap da colmare; ciò avviene solo e soltanto attraverso un modello logico. La logica è ciò che permette di costruire un modello applicativo dalla teoria alla pratica, quindi non solo pura teoria al di sopra dell'osservazione empirica, ma qualche cosa che deve rendere a livello empirico ciò che si è cercato di comprendere a livello teorico.

La logica ordinaria è quella tradizionalmente riassumibile in concetti come « vero/falso » o « terzo escluso » da Aristotele in poi, nei principi di « non contraddizione », di « coerenza interna » e di « congruenza dei modelli logici ». La logica ordinaria, in altri termini, è la nostra abitudine a discriminare le cose attraverso la negazione – « Se non è, è. Se è, non è » –, attraverso il riconoscimento associativo – « Se appartiene a questa categoria, avrà le caratteristiche di questa categoria » –, attraverso i sillogismi – « Se appartiene a questa classe significa che ha tutte le caratteristiche di questa classe » –, attraverso il principio di non contraddizione – « Se è così, non può essere il contrario » –, attraverso il principio di coerenza – « Le cose devono essere coerenti ovvero devono avere un filo di connessione lineare » –, attraverso la congruenza – « All'interno di un sistema ci deve essere un nesso congruente tra i suoi componenti ».

Pensiamo a quante volte utilizziamo le formule negative « Non fare », « Non dire », semplicemente perché siamo abituati a un tipo di logica dove il « non » è un discriminante forte, anche se empiricamente si è dimostrato essere non solo inefficace ma controproducente quando si vuole persuadere qualcuno di qualcosa. Continuiamo a usare questo tipo di logica semplicemente perché fa parte delle nostre idiosincrasie culturali. Se questo funziona quando analizziamo fenomeni lineari, i fenomeni di causa-effetto, quando andiamo ad applicarlo a fenomeni complessi come la dinamica tra la mente e la mente o, come ci suggerirebbe Gregory Bateson, tra la mente individuale e la mente collettiva, non calza più *perché per un essere umano essere in contraddizione è una regola, non un'eccezione.* Quante volte le nostre emozioni e le nostre sensazioni ci fanno fare qualcosa che non è coerente con il nostro usuale modo di agire? Lo stesso vale per la congruenza: tante volte le nostre reazioni non sono congruenti con le nostre azioni.

Quando parliamo di logica non ordinaria non possiamo più fare riferimento a processi puramente cognitivi di razionalizzazione delle scelte, delle decisioni e delle azioni come farebbe invece la logica ordinaria, proprio perché ognuno di noi, come ci indica Gödel, è parte del sistema e non può controllare il sistema dal suo interno (Gödel, 1961). Nella nostra relazione con la realtà tendiamo a essere lineari, autoricorsivi proprio in virtù di quelle esperienze o di quelle credenze che si sono strutturate, motivo per il quale nessuno di noi può avere una conoscenza pura. Come direbbero certi filosofi, ciò sarebbe possibile solo nel momento in cui veniamo al mondo, ovvero quando teoricamente saremmo una sorta di «tabula rasa», se naturalmente non considerassimo la vita in embrione. Non possiamo sottovalutare, come direbbe Jung, le idiosincrasie culturali, ossia quello che ci viene tramandato (Jung, 1975). La possibilità di una conoscenza pura della realtà deriva semplicemente dalla necessità e dall'abilità degli esseri umani di trovare spiegazioni anche riduttive alle cose del mondo quando sono inspiegabili, e di prenderle per vere perché hanno bisogno di rassicurazione. In *L'istinto della causa*, Nietzsche scrive: «Quando non si ha nessuna spiegazione, se ne sceglie una che sappiamo essere falsa, ma ci comportiamo come se fosse vera perché ci rassicura» (1994). Dobbiamo partire dal presupposto che, essendo noi lo strumento conoscitivo di noi stessi, siamo già contaminati e, nell'atto del conoscere, contaminiamo quello che conosciamo. Se, ancora con Heisenberg, lo scienziato mentre osserva una cosa la influenza, ciò vale tanto di più per gli esseri umani nel rapporto con la propria realtà (Heisenberg, 1958).

Siamo continuamente «non ordinari» e sfido chiunque a trovare nella propria vita un esempio di applicazione –dal mio punto di vista, impossibile – di logica puramente ordinaria, senza ambivalenze; è difficilissimo trovare qualcosa che funzioni senza che ci sia dietro un autoinganno. Pensiamo alla matematica: lo stupore degli esseri umani è che due per due fa quattro, cinque per cinque fa venticinque. Tutto torna. Ci credo, l'ho costruito io perché tornasse; è un autoinganno sublime che come tutti gli autoinganni può avere una funzione, un'efficacia operativa. «Sono innamorato» è il più sublime degli autoinganni.

Tutto è autoinganno. In *Guardarsi dentro rende ciechi*, una raccolta di brani selezionati di Paul Watzlawick recentemente pubblicata (2007), è riportata una bellissima conferenza dal titolo *L'illusione dell'illusione* che termina così: «Non c'è alcuna illusione, perché c'è solo illusione». Del resto, pensiamo a Hermann Hesse con il teatrino per soli pazzi descritto nel suo libro *Il lupo della steppa* (1927). Dall'illusione non si esce. La logica dell'autoinganno, che è un fenomeno oscuro e per questo per secoli rintanato nelle segrete della logica lineare, nell'ultimo trentennio è tornata alla ribalta perché, cominciando a studiare con maggiore correttezza metodologica ed epistemologica il rapporto tra il soggetto e la sua realtà, non si è più potuto eludere il fatto che tendiamo ad alterare la realtà che percepiamo e a costruire costantemente la realtà sulla base dei nostri autoinganni. Ne abbiamo esempi continui: mi alzo la mattina e ho dormito male, ogni minimo evento diventa fastidioso per effetto di ciò che ho provato precedentemente; è un autoinganno. Posso essere un paranoico e pensare che tutti ce l'hanno con me, mi guardo in giro e trovo costantemente le prove di ciò; è un autoinganno. Posso essere un esaltato, pensare di essere capace di fare cose straordinarie e me ne convinco continuamente anche dalla minima cosa: se mentre scendo le scale inciampo e riprendo l'equilibrio, sono un funambolo. Ancora, si autoinganna una persona che non si accorge che il partner la sta tradendo, quando tutti lo sanno tranne lei. L'autoinganno è una dotazione naturale che ci protegge dalle cose che ci fanno male; è qualcosa di positivo ma che, abusato, può divenire patogeno. Pensiamo alla paura che, all'apparenza negativa, in realtà è la nostra più primitiva sensazione, la più sana che abbiamo; quel meccanismo fisiologico che innesca, grazie a certe percezioni, le attivazioni dell'organismo che ci rendono migliori. Senza la paura non faremmo niente. Sappiamo tutti che l'ansia, il suo corrispettivo in termini prettamente fisiologici, segue una curva per cui fino a un certo punto ci rende molto più efficaci; è quando supera la soglia che ci rende incapaci. L'autoinganno, quindi, non è qualcosa da denigrare come vorrebbero fare i cognitivisti e tutti coloro che pensano in virtù dell'illusione del controllo razionale; l'autoinganno è una dotazione che dobbiamo utilizzare, visto che non la possiamo evitare.

La tradizione interazionale-sistemica ha studiato le ambivalenze logiche nella comunicazione e introdotto il costrutto di *doppio legame*, allora identificato con il paradosso logico, ovvero un messaggio che veicola un contenuto e il suo contrario. Già gli studi di G. Bateson, J. Weakland, D.D. Jackson sull'eziologia della schizofrenia (1956) mettevano in risalto come il paziente schizofrenico potesse essere «costruito» come tale attraverso la ridondanza di una comunicazione paradossale nelle dinamiche della sua famiglia. Bateson, Watzlawick e altri sono stati i primi a portare nel campo della psicoterapia e della psicologia lo studio dei livelli logici di Bertrand Russell (Whitehead, Russell, 1910-13), quindi la logica più raffinata. Studiando le ambivalenze della comunicazione e le ambivalenze nelle risposte delle persone, sono giunti a costituire appunto la logica del paradosso, che è divenuta uno dei concetti basilari dell'approccio strategico tradizionale. Il fenomeno del paradosso comunicativo con se stessi, con gli altri e con il mondo è il fondamento dell'eziologia delle patologie psichiche più gravi e al tempo stesso il fondamento della struttura degli interventi terapeutici. Ma ancora si parlava in termini di paradosso e non di autoinganno; quest'ultimo, infatti, è il meccanismo più primitivo in cui rientra anche il paradosso quale nostro autoinganno; ma non solo. Quando dentro di me sento una cosa e contemporaneamente il suo contrario – «lo amo e lo odio» – è un paradosso, così come quando desidero una cosa ma al tempo stesso la temo. Ma quando penso sia giusto agire in un modo però poi faccio il contrario, o quando credo talmente tanto in qualche cosa che le mie azioni sono tutte rivolte a confermare la mia credenza, o ancora, quando un certo pensiero, ripetuto nel tempo, proprio in quanto ripetuto diviene verità, non siamo in presenza di paradossi.

È allora possibile costruire dei sottogruppi, delle sottoclassi all'interno della logica dell'autoinganno. Con questo intento, come vedremo, abbiamo messo a punto stratagemmi terapeutici non ordinari per la maggioranza delle più importanti patologie e relativi protocolli di trattamento. L'idea è che se non ho metabolizzato i criteri di logica non ordinaria, non sarò in grado di applicarli, nemmeno quando questi siano prescritti attraverso protocolli da seguire; questo in particolare quando devo usare tecniche incisive. Conoscere i diversi criteri di logica non ordinaria e il funzionamento della logica non ordinaria, di conseguenza, diventa fondamentale per un terapeuta strategico. Ovviamente, se un paziente ci porta lucidamente la descrizione del suo problema e con lui possiamo lucidamente negoziare la soluzione, passiamo subito all'indicazione diretta e non abbiamo bisogno della logica non ordinaria. Il problema è che nella mia esperienza ho conosciuto, su oltre diecimila casi, forse dieci persone di questo tipo. Certo, può essere che da vent'anni io veda solo «pazienti estremi»; se però analizziamo la maggioranza delle cosiddette patologie, notiamo che funzionano sulla base di criteri non ordinari. Raramente si trova una patologia fondata su una logica ordinaria. Il paranoico che si deve difendere dall'aggressività degli altri, che ha paura della mafia perché ha ricevuto una minaccia, usa una logica apparentemente ordinaria, ma nella sua percezione chiunque è un mafioso che lo aspetta sotto casa; quindi non può uscire dopo le otto di sera, perché teme di essere vittima di un attentato mafioso. Si entra in un altro livello logico: una ossessione fobica si trasforma in credenza che costruisce la realtà percepita e che conduce alla reazione patologica. Come suggerisce Pinel (1991), magari «la logica è stringente ma è la premessa che è erronea».

Per intervenire efficacemente su queste realtà si rende dunque necessaria una logica che calzi con la struttura e sia capace di riorientarne il senso nella dimensione della loro gestione funzionale. Ovvero, di trasformare l'autoinganno da disfunzionale a funzionale.

Logica strategica

Oscar Wilde scrive: «Per conoscere la verità bisogna immaginarsi una miriade di falsità. Perché cosa è la verità? Per la religione è semplicemente una opinione sopravvissuta. Per la scienza, è l'ultima scoperta sensazionale. Per l'arte, è il nostro ultimo stato d'animo» (Wilde, 1986).

Ciò per indicare, senza tornare troppo indietro nel tempo e richiamandomi al «costruttivismo radicale» (von Foerster, 1973, 1997; von Glasersfeld, 1984, 1995; von Foerster, von Glasersfeld, 2001; von Foerster, Porksen, 2001; Watzlawick, Beavin, Jackson, 1971; Watzlawick, Weakland, Fisch, 1974), che non esiste un'unica realtà ma ne esistono tante quanti sono i suoi osservatori. Di più: anche lo stesso osservatore potrebbe, volendo, percepire la medesima realtà in maniera differente a seconda del punto di vista che di volta in volta vorrà assumere. Si tratta di una di quelle che Paul Watzlawick e io abbiamo definito, nel libro scritto a quattro mani *L'arte del cambiamento* (1990), la prima eresia dell'approccio strategico ai problemi umani, definendo l'eretico come «colui che ha la possibilità di scelta» e l'eresia come ciò che differenzia tale approccio rispetto alla gran parte dei modelli di psicoterapia.

Ogni realtà cambia dunque a seconda del punto di vista di chi la osserva, e ciò conduce a reazioni diverse sulla base delle differenti attribuzioni che si possono fare della medesima realtà.

Nell'antico buddhismo zen, saggezza adottata dal moderno costruttivismo, si individuano due tipi di verità: la *verità di essenza* e la *verità di errore*. La verità di essenza non può essere raggiunta dall'essere umano in vita poiché si ottiene solo con l'illuminazione, ovvero trascendendo la realtà concreta, poiché l'essenza non è nella vita terrena bensì nel trascendente. Le verità di errore, invece, coincidono con quelle verità parziali e strumentali che si costruiscono nel rapporto con le cose terrene, al fine di incrementare la nostra capacità di gestirle. L'unica possibilità consentita a un essere umano è appunto perfezionarsi nella capacità di inventare verità d'errore.

Paul Watzlawick (1971) a questo proposito parla di *realtà di primo ordine* e *realtà di secondo ordine*. La prima si riferisce alle proprietà fisiche degli oggetti o delle situazioni, la seconda al significato che attribuiamo agli stessi oggetti o situazioni.

In altri termini, prendendo a prestito le parole di un maestro zen, «La vita è una spada che ferisce, ma non può ferire se stessa; così come l'occhio vede, ma non può vedere se stesso».

La maggioranza delle difficoltà che incontriamo, indipendentemente dalla loro gravità, non dipende tanto dalla realtà di primo ordine ma dal significato che le attribuiamo, quindi dalla realtà di secondo ordine.

Da quanto detto, dunque, risulta evidente che nel momento in cui siamo chiamati a intervenire su qualsiasi situazione, sia essa una difficoltà o un problema invalidante, non possiamo soffermarci sulla realtà di primo ordine ma dobbiamo necessariamente fare riferimento a quella di secondo ordine. Nello specifico, mi riferisco a quello che abbiamo definito «sistema percettivo-reattivo», che indica la modalità ridondante attraverso la quale un dato individuo percepisce e, di conseguenza, reagisce alla propria realtà nella relazione con se stesso, con gli altri e con il mondo (Watzlawick, Weakland, 1978; Nardone, Watzlawick, 1990; Nardone, 1991).

Questo è un concetto a mio parere fondamentale in quanto, abbandonata l'illusione positivistica e deterministica di poter conoscere in maniera oggettiva la realtà, ci consente di elaborare l'intervento più funzionale a una data situazione, basato non tanto su una teoria a priori – cosa purtroppo diffusa nel nostro campo – quanto piuttosto sugli obiettivi da raggiungere di volta in volta. Già Kant diceva che «a priori delle cose conosciamo solo ciò che noi stessi vi mettiamo» (Kant, 1985).

In termini operativi, tali considerazioni si traducono nell'applicazione di una modalità di ricerca attraverso la quale mettere a punto specifici protocolli di trattamento rivolti sia all'ambito della clinica che al contesto organizzativo, ovvero la «ricerca-intervento». Tale particolare metodologia sperimentale muove dal presupposto che per conoscere il funzionamento di un problema è necessario introdurre un cambiamento. Kurt Lewin (1946), nell'ambito della psicologia sociale, ha definito ricerca-azione questa metodologia che studia il fenomeno sul campo modificando gli eventi in maniera empirica e sperimentale e osservando gli effetti dei cambiamenti apportati. Il modo in cui la persona o il sistema o l'organizzazione risponderà a essi ci svelerà il precedente funzionamento del fenomeno stesso. In altri termini, un problema si conosce attraverso la sua soluzione, quindi non è il tipo di problema a dirci qual è la soluzione idonea – «conoscere per cambiare» – ma è il tipo di soluzione individuata a spiegare come esso funzionava, ovvero «cambiare per conoscere».

Con il concetto di «consapevolezza operativa», von Glasersfeld (1984), si riferisce proprio a quel tipo di conoscenza, quella costruttivista, che ci permette di adattarci nel modo più funzionale possibile a ciò che percepiamo tramite la messa a punto, di fronte ai singoli problemi, di strategie che si fondino di volta in volta sugli obiettivi che ci poniamo e si adattino mano a mano all'evolversi di tali realtà. Di conseguenza, l'unico modo che abbiamo per riuscire realmente a individuare come funziona un dato problema consiste nel cercare di risolverlo intervenendo in maniera attiva. Si conosce cambiando, un concetto sottolineato dalla teoria dei sistemi (von Bertalanffy, 1956, 1962) e dalla cibernetica, che ne rappresenta l'evoluzione (Wiener, 1967, 1975; von Foerster, 1973, 1987) con l'individuazione del costrutto di *retroazione*, per designare le risposte di un sistema a un cambiamento introdotto che, inevitabilmente, si riverberano sul sistema stesso. Ovvero *a* influenza *b*, che influenza *c*, che influenza *d* che, a sua volta, si riconduce ad *a*, producendo dunque un sistema circolare nel quale ogni elemento influenza ed è a sua volta influenzato dagli altri elementi del sistema.

Sulla base di quanto detto (Nardone, Salvini, 1997), nel processo di costruzione delle strategie è possibile superare la logica di tipo *ipotetico-deduttivo* a favore di una logica *costitutivo-deduttiva* così che sia la soluzione ad adattarsi al problema e non viceversa.

La metodologia del *conoscere cambiando* implica altresì che una soluzione che si sia dimostrata valida, ripetuta su un vasto campione di soggetti con lo stesso tipo di problema, consenta di svelare il funzionamento del problema stesso nei termini di ciò che lo mantiene e di ciò che lo alimenta. A soluzione ottenuta, le strategie che hanno prodotto il cambiamento consentono di scoprire come funzionava quel problema e, nello stesso tempo, le nuove conoscenze emerse dall'applicazione degli interventi consentono di mettere a punto i necessari aggiustamenti. In questa maniera il modello di intervento non potrà non essere autocorrettivo, ovvero modificabile in ogni momento sulla base degli effetti ottenuti durante il processo di cambiamento, proponendo così un concreto modello strategico di soluzione. Si tratta, a mio parere, di qualcosa di estremamente importante in quanto la possibilità del modello di autocorreggersi fa sì che si eviti l'errore, non così insolito, di perseverare nell'applicazione di soluzioni che non risolvono alcunché. Inoltre, nel loro perseverare, tali tentate soluzioni disfunzionali (TS = 0) spesso esacerbano il problema per il quale sono state pensate, in quanto non calzano in alcun modo con la sua struttura, mentre sono solo coerenti con il modello teorico-applicativo adottato. Cosa ancora più importante, la possibilità di correggere ciò che eventualmente non funziona non riguarda solo la fine del processo, ossia quella che possiamo definire *Valutazione sommativa*, cioè la misurazione dei risultati nei termini di efficacia/efficienza; fondamentale sarà la *Valutazione formativa*, effettuata nel corso del processo di cambiamento, *step by step*, che consente, alla fine di ogni fase, di verificare se gli effetti sono in linea con l'obiettivo o se sia necessario correggere il tiro.

Quello a cui mi riferisco è un processo di ricerca sistematica caratterizzato da fasi di scoperta e successive fasi di organizzazione cognitiva, e non più un processo di convalida di una teoria a priori. Nell'ottica strategica, dunque, per risolvere un problema non è necessario conoscerlo fino in fondo; al contrario, come già detto, «si conosce un problema attraverso la sua soluzione» (von Glasersfeld, 1984, 1995; Nardone, 1997; Nardone, Salvini, 1997).

Capitolo 2

Autoinganni e interazione

La realtà non è ciò che ci accade, ma ciò che facciamo con quello che ci accade.

A. Huxley, *L'arte di vedere*

Un essere umano è controllato dall'ambiente e controlla a sua volta l'ambiente che influenza lui e gli altri.

J. Elster, *Ulisse e le sirene*

«La verità è la menzogna di un bugiardo» (von Foerster, 1973; von Glasersfeld, 1979), qualcosa che non esiste se non quale frutto della mia interazione con essa. Ne consegue che non esiste una realtà passibile di essere conosciuta in modo limpido e oggettivo perché nell'atto del conoscerla la contamino, mi contamino. Da quest'interazione deriva quel qualcosa che io definisco realtà. In altri termini, di nuovo un autoinganno, o meglio il mio autoinganno che la realtà vera sia quella che sento attraverso i miei sensi, quella che comprendo attraverso la mia ragione, quella che gestisco attraverso le mie azioni. Si tratta di un'interazione fra soggetto e realtà che determina un autoinganno, un concetto sul quale si è tanto soffermato von Glasersfeld venendo così tanto poco capito, soprattutto quando dice: «Della realtà posso conoscere solo ciò che non è, non ciò che è» (von Glasersfeld, 1979). Ciò non vuol dire che se conosco ciò che non è, conoscerò quello che è, come se, seguendo un illusorio pensiero razionalista, attraverso la discriminazione per negazione potessi conoscere la realtà definitiva; quello che è non lo conoscerò mai definitivamente, ma solo parzialmente o come effetto della mia interazione con esso. Del resto, questo veniva indicato da Gorgia nel trattato *Sul non essere, o sulla natura.*

Se ci si libera dalla trappola della *conoscenza pura*, allora il costrutto di interazione diviene un'inevitabile dinamica tra la persona e il suo mondo, tra la persona e gli altri, tra la persona e se stessa. Se «l'unica certezza è che non esistono certezze» (Buddha), è evidente come la mancanza di un approdo rassicurante possa mettere in crisi chiunque abbia bisogno di appellarsi a un modello rigoroso. Tuttavia se, ricorrendo di nuovo a von Glasersfeld, rifiuto un mondo di conoscenza vera optando per un mondo di «consapevolezza operativa», ovvero la mia capacità di gestire la realtà nella maniera più funzionale, allora posso non tanto svelare l'autoinganno perché questo è pericoloso, ma utilizzarne la struttura per adattarmi il meglio possibile alla realtà (von Glasersfeld, 1975). Lo stesso Darwin ha usato il termine «adattamento» in modo non rigidamente behaviorista nel senso di nesso stimolo-risposta, ma nel senso di una modalità per gestire al meglio la realtà circostante, dove questa non è da lui presupposta come vera, quanto piuttosto intesa come costrutto interattivo (Darwin, 1982). Del resto Darwin è stato, come tutti i grandi scienziati, un maestro nell'utilizzo dell'autoinganno come risorsa: infatti, *L'origine della specie* (1859) è stato scritto prima che egli avesse le prove a dimostrazione di quanto scriveva, per ottenere i finanziamenti che poi gli avrebbero permesso di trovare quelle prove. In virtù delle sue intuizioni si è «autoingannato» in modo così sublime da saper scrivere un'opera e convincere tutti che fosse vera per poi, ma solo dopo, verificarne empiricamente la veridicità. Si tratta di un particolare curioso, così come è interessante la modalità che Darwin ha utilizzato per persuadere: nelle prime pagine propone molte ipotesi, nelle pagine successive inizia a usare il condizionale, nelle pagine ancora seguenti comincia ad argomentare che «siamo vicini al vero» e alla fine dice come stanno le cose. Darwin usa la tecnica del piccolo accordo cui segue un altro accordo, cui segue un altro accordo, cui segue un altro accordo, finché si arriva all'obiettivo di avere persuaso. Pertanto, quando parliamo di autoinganno come dinamica adattiva, facciamo riferimento alla nostra capacità spontanea di selezionare le informazioni sulla base delle sensazioni che ci permettono di gestire al meglio la realtà. La trappola scatta quando il mio autoinganno non calza, quando non riesco a gestirlo; è qui che si entra nell'area della disfunzionalità dell'autoinganno. A questo punto intravediamo la voragine che apriremo più tardi quando parleremo delle patologie, di come si strutturano secondo questo criterio logico e di come si destrutturano con un intervento strategico.

Rimanendo sempre sul versante del costrutto di interazione, c'è una cosa che nessuno di noi può evitare ed è il costante essere in interdipendenza con la realtà nella quale viviamo; se non è possibile non autoingannarsi è in virtù del fatto che non è possibile non interagire. Questi sono concetti universali: come Watzlawick scrive «Non si può non comunicare» (Watzlawick, Beavin, Jackson, 1971), allo stesso modo non si può non interagire. Quando poi si procede nella pragmatica della comunicazione, ogni messaggio ha una parte digitale e una parte analogica. Qui giocano un ruolo fondamentale, prima Gregory Bateson e poi Newton da Costa, ovvero coloro che hanno cercato di sistematizzare nuovi modelli logici che superassero i limiti di quelli tradizionali e che fossero basati sul costrutto di interazione sia simbolica che concreta tra soggetto e realtà (Bateson, 1964, 1979; da Costa, 1989a, 1989b). Bateson, un antropologo con una preparazione interdisciplinare enorme, aveva già cercato di formalizzare i criteri di logica attraverso il costrutto di paradosso, ovvero tutto ciò che non era logica ordinaria diventava logica paradossale. Negli anni Cinquanta e Sessanta, nel quadro di un forte impulso a contrastare le posizioni monadiche e riduzioniste che basavano tutto su una razionalità deterministica, si andò a delineare una tendenza di pensiero che individuava nella logica paradossale l'unica definitasi nei secoli con chiarezza in opposizione alla logica formale aristotelica.

Nell'antichità, il paradosso del mentitore si oppone alla logica lineare aristotelica, così come nella storia le opposizioni di filosofi o logici alla logica cartesiana derivante da quella aristotelica si esprimono tutte attraverso dilemmi paradossali insolubili attraverso la logica formale, quelli che nel Medioevo erano definiti *insolubilia*. Questo è molto interessante per chi, come me, voglia intervenire su problemi che si reggono sulla logica non ordinaria. Un ossessivo-compulsivo, che si lava ripetutamente per disinfettarsi da qualcosa che lui stesso a un certo punto sa non esserci, non lavora certo con una logica razionale ma con altri tipi di logica, così come la persona che entra in un vero e proprio delirio ha una rappresentazione della realtà che non muove da un'osservazione, dal principio di non contraddizione e di coerenza e congruenza, ma da altri criteri logici.

Il grande contributo di Gregory Bateson e poi di D.D. Jackson e di Paul Watzlawick è stato proprio di cominciare a studiare questi fenomeni non lineari e di cercare al loro interno un nesso, un filo logico. Prendiamo il famoso dialogo strutturato con il delirio di Bateson, che cerca di individuarne la trama per inserirsi al suo interno e ricostruirla. Purtroppo la tradizione interazionale che per la prima volta si occupa del concetto di interazione e che dopo tanto tempo apre le porte alla logica non tradizionale, si sofferma e si perde dentro il paradosso come se fosse l'unico criterio logico esistente opposto ai criteri tradizionali. La logica del paradosso applicata, in realtà, è una piccola parte, nemmeno il 30% di quello che viene fatto usualmente, mentre la logica della contraddizione e la logica della credenza occupano gli altri spazi, che sono molto più estesi.

Altro concetto importante: quando interveniamo con l'obiettivo di ottenere un cambiamento terapeutico, non possiamo preoccuparci di una sola forma di dinamica, ovvero solo e soltanto della relazione interpersonale, e non possiamo più nemmeno preoccuparci solo della relazione tra la mente e la mente. Esiste, infatti, una sorta di dinamica interdipendente tra le tipologie di relazione che nessuno di noi può evitare: la relazione con se stesso, la relazione con gli altri, la relazione con il mondo. Iniziando dalla terza, la relazione con il mondo ha a che fare con il rapporto che ogni soggetto intrattiene con la sua cultura, la sua società, con le regole, con le norme, con le idiosincrasie, con gli aspetti dichiarati e non dichiarati dell'organizzazione sociale nella quale vive, con le tradizioni, con i modelli familiari. Quando parliamo di relazione fra sé e l'altro facciamo riferimento a qualcosa di più osservabile, ovvero alle dinamiche interpersonali, che vanno dagli scambi comunicativi più semplici alle elaborate dinamiche di comunicazione non dichiarata, fino alle rilevabili dinamiche intenzionali o meno nel comportamento dei soggetti tra loro. La pragmatica della comunicazione umana in questo caso diventa più complessa di quello che era negli anni Settanta. Ultimo aspetto, la relazione che ogni soggetto ha con se stesso; qualcosa di decisamente più complicato, più oscuro, perché, nonostante i colleghi che si occupano di neuroscienze o di psicologia cognitiva ci raccontino di aver aperto la «scatola nera», nessuno ha dimostrato come funziona la nostra mente.

Anni fa mi sono trovato a una conferenza con il neurofisiologo Pietro Calissano, collaboratore diretto del premio Nobel Rita Levi Montalcini, il quale ha presentato, a mio parere, la più bella immagine, nella nostra conoscenza limitata, del cervello umano o della mente umana. Il professor Calissano ha mostrato una diapositiva dove si vede la *stele di Rosetta*, ovvero la tavola utilizzata per tradurre il *geroglifico* passando attraverso il greco. Quando i primi studiosi tradussero il geroglifico egizio, lo fecero attraverso una contaminazione del geroglifico degli ultimi anni dell'impero egizio con il greco. Allo stesso modo possiamo rappresentarci una testa divisa in tre parti: un terzo è il conosciuto, due terzi lo sconosciuto, e la conoscenza del terzo conosciuto è avvenuta attraverso la lingua greca, e non direttamente del geroglifico. Il professor Calissano espresse così molto chiaramente come conosciamo sì e no il 30% del cervello. Di questo 30% poi abbiamo difficoltà a conoscere tutte le possibili funzioni perché il nostro cervello è in grado di cambiare l'attività di una parte se ne viene lesionata un'altra. Come in una sorta di rieducazione mediante l'esercizio i nostri motoneuroni costruiscono nuovi modelli di organizzazione neurosinaptica che possono svolgere una funzione a cui non erano deputati. Gli studi più recenti di E. Goldberg sull'Alzheimer provano con ancora più chiarezza e scientificità come il cervello si costruisca in virtù dell'esperienza reiterata, a ulteriore dimostrazione di quanto l'esperienza influenzi la nostra organizzazione mentale, o meglio cerebrale, e quindi di quanto siamo ignoranti non avendo cognizione del 70% del cervello e, in questo 70%, di tutte le possibili funzioni che possono costituirsi sulla base dell'interazione con la realtà.

Si torna all'idea che se non posso conoscere ciò che c'è dentro, costituisco un modello tecnologico di conoscenza basato sulla possibilità, attraverso una rilevazione empirica e sperimentale, come fu fatto partendo dall'idea della scatola nera. In questo modo, posso misurare con una buona approssimazione cosa induco il cervello a fare attraverso una serie di stimoli o di esperienze particolari. Sappiamo, per esempio, che se mettiamo una persona nella condizione di evitare una situazione perché definita pericolosa, dopo un po' che la evita la situazione diviene sempre più pericolosa, continua a evitarla e diviene ancora più pericolosa, fino a essere vissuta con terrore e come se fosse insormontabile, date le proprie elevate incapacità. Tecnicamente, da un punto di vista logico, mi riferisco alla «profezia che si autorealizza» (Watzlawick, 1988; Nardone, 2003b) che si costituisce sulla base di un'esperienza che in questo caso è l'evitamento reiterato. Qualcosa di simile può dirsi della persona con un disturbo ossessivo-compulsivo che mette in atto dei rituali per propiziare che la sua vita vada bene, che non succeda qualcosa a se stessa o ai suoi cari, ai quali non può rinunciare. Il fatto di eseguire complicati rituali per fare in modo che non succeda niente non è un'invenzione: casualmente, la persona ha iniziato svolgendo una precisa azione per ridurre l'ansia nei confronti di certe situazioni e quell'azione ha funzionato, quindi ha continuato in maniera esponenziale ad applicare quello stesso comportamento che continua a funzionare. Esperienza dopo esperienza, il rituale diviene indispensabile: «Non posso non farlo, altrimenti cado nel panico». Anche in questo caso si tratta della costruzione letterale di una realtà patologica, di un cambiamento da uno stato di equilibrio «funzionale» a uno stato di equilibrio «disfunzionale». Una patologia che si costituisce nell'interazione della persona con se stessa, con gli altri, con il mondo; interazione che crea una realtà che non è verità assoluta ma che, per la persona che la ritiene vera, è più vera della verità.

La sperimentazione è ricca di esempi che dimostrano tale assunto, primi fra tutti i famosi esperimenti condotti presso l'università di Stanford dallo psicologo Alexander Bavelas. Nei suoi esperimenti, condotti su un numero significativo di soggetti, lo sperimentatore chiedeva al soggetto:

«Io adesso leggerò un certo numero di cifre a due a due; lei deve dirmi se le cifre delle coppie si accordano o meno tra di loro».

Non occorre naturalmente che si tratti di cifre; si potrebbero proporre coppie di figure, di lettere, di colori, di oggetti, di animali e il risultato non cambierebbe.

All'inizio della prova, la richiesta più comune da parte del soggetto era quella di voler avere più informazioni relativamente a come questi numeri avrebbero dovuto accordarsi; lo sperimentatore rispondeva che era proprio suo compito scoprire tali nessi.

Il soggetto veniva dunque condotto a ipotizzare che il proprio compito fosse quello di cominciare, come accade tipicamente negli esperimenti «per prove ed errori», a dare casualmente delle risposte che, aggiustando il tiro a seconda delle conferme fornite dallo sperimentatore, si sarebbero rivelate sempre più precise, sino a cogliere il nesso logico richiesto.

All'inizio lo sperimentatore definiva sempre sbagliate le risposte, poi, in maniera del tutto casuale, cominciava a dichiarare che alcune erano giuste. Continuava definendo giuste un sempre maggior numero di risposte, senza alcuna effettiva valutazione delle stesse ma a caso, mentre il soggetto rafforzava sempre più l'impressione che la correttezza delle sue risposte aumentasse progressivamente.

Giunti al punto in cui le risposte venivano dichiarate sempre corrette, lo sperimentatore interrompeva l'esperimento e chiedeva al soggetto una spiegazione rispetto a come si fossero formati nella sua mente i modelli logici che lo avevano portato a procedere nell'esperimento. Di solito le spiegazioni erano complicatissime, talvolta astruse.

A questo punto lo sperimentatore svelava il trucco, confessando che non v'era alcun nesso logico da trovare e che aveva dichiarato le risposte giuste o sbagliate non perché fossero tali ma seguendo uno schema preordinato indipendente dalle risposte date dal soggetto. In altri termini, non esisteva alcuna corrispondenza o coerenza tra domande e risposte e la definizione degli esiti come «giusti» o «sbagliati» era certamente casuale.

Ciò che appare più curioso è la reazione mostrata a questo punto dai soggetti sperimentali i quali, per la maggior parte, si rifiutavano di credere allo psicologo, mostrando un'enorme difficoltà ad abbandonare la visione costruita nella propria mente. Addirittura, alcuni soggetti tentavano di convincere lo sperimentatore che dei nessi logici c'erano ma, semplicemente, lui non se n'era reso conto.

Pertanto, è il senso che assume la nostra interazione con il mondo che ci circonda a farcelo conoscere e a guidarci nelle nostre strategie, consapevoli e non, che adottiamo per gestirlo a partire dalle nostre esigenze e aspettative.

Capitolo 3

Cambiamento

L'ideale è che l'effetto passi inavvertito e che il cambiamento avvenga come una naturale inclinazione degli eventi.

F. Julien, *Trattato dell'efficacia*

Se io voglio cambiare il mondo intorno a me, devo cominciare a cambiare me stesso.

M.K. Gandhi, *Pensieri*

Nel suo libro *Change* (1974), Paul Watzlawick dà una definizione del cambiamento a dir poco sorprendente per allora, ovvero, riprendendo Buddha, «il cambiamento è l'unica costante della nostra vita», caratteristica dell'esistere che non si può evitare, come non si possono evitare le logiche che vanno al di là di quelle ordinarie. In altri termini, cambiamo continuamente, non c'è nulla che rimanga la stessa cosa. Naturalmente non è stato né il primo né l'unico a sostenerlo; pensiamo a Eraclito, il filosofo dell'eterno divenire, o a Vico e i suoi corsi e ricorsi della storia, dove le cose si riversano su se stesse e tendono a riprodursi in modo ciclico. Paul Watzlawick parla del cambiamento in relazione a ciò che si verifica nella nostra vita; le cose cambiano ma, all'interno del cambiamento, qualcosa tende a mantenersi. Si tratta di paradosso e contraddizione insieme: cambio per rimanere lo stesso, rimango lo stesso mentre cambio.

Se andiamo a studiare le antiche tradizioni che si occupano da sempre di cambiamenti «terapeutici» – dalla magia alla retorica, dall'arte dello stratagemma allo sciamanesimo nelle sue evoluzioni fino alla medicina allopatica contemporanea – ci rendiamo conto che tutto ciò che è equilibrio sano è un movimento, è un'oscillazione tra movimenti che non si fermano mai. Pensiamo agli strani ordigni rinascimentali ideati per realizzare il moto perpetuo, il movimento senza sosta, il pendolo con la sua equilibrata e costante oscillazione, oppure i giochi d'acqua delle fontane che rappresentano la migliore immagine dell'equilibrio. Il cambiamento è la costante che mantiene l'equilibrio.

Il concetto di cambiamento, in quest'ottica, è particolarmente importante perché, se lo consideriamo inevitabile, allora la persona o le persone che abbiamo di fronte non possono essere considerate come si fa con un sistema fermo, osservabile nella sua staticità. Ciò significa togliere di mezzo l'idea che sia possibile un'osservazione della cosa in maniera indipendente da chi la sta osservando. Riprendendo ancora Paul Watzlawick, così come non si può non comunicare, non si può non interagire, non si può non influenzare, e se io non posso non autoingannarmi, non è possibile che non introduca un cambiamento quando interagisco con l'altro e con me stesso (Watzlawick, Beavin, Jackson, 1971). In questo senso il concetto positivista della medicina – diagnosi poi terapia – crolla immediatamente. Pensiamo ai test che, muovendo da un presupposto operazionale, rappresentano uno strumento per formulare una diagnosi e che precede l'intervento. La domanda sorge spontanea: «Misuriamo se, dopo tre ore di batterie di test, il paziente mostra cambiamenti terapeutici. Cosa troviamo?» Spesso, dopo il test, sono già stati prodotti effetti terapeutici o addirittura, cosa ancora più sconvolgente, il paziente in lista d'attesa migliora. La credenza è: «Sto per andare da un professore che si prenderà cura di me, che mi guarirà» e credendo che guarirà, intanto migliora. Interessanti ricerche dimostrano che più del 40% dei pazienti che prendono un appuntamento, se l'attesa è piuttosto lunga, arrivano alla prima seduta già migliorati (Talmon, 1990).

Il concetto di cambiamento inteso in questi termini da una parte fa crollare l'idea/illusione secondo la quale esiste uno strumento conoscitivo obiettivo che precede l'intervento, dall'altra dimostra che il cambiamento non è un processo lineare ma si avvale di interazioni costruttive che diventano uno strumento formidabile perché sin dal primo incontro, dal primo contatto con una persona, è possibile influenzarla.

Quando parliamo di cambiamento terapeutico, parliamo di un cambiamento non casuale ma focalizzato in una direzione ben precisa, ovvero alleviare una sofferenza, risolvere qualcosa che rende squilibrato il sistema, raggiungere un obiettivo prefissato. Il sistema può essere più o meno esteso, composto da più persone, come nel caso delle dinamiche di coppia o della famiglia – sistemi più complicati ma, dal mio punto di vista, solo numericamente. A un'osservazione più attenta, la dinamica forse più complicata è proprio quella fra la mente e la mente, non tanto fra una persona e un'altra persona o fra una persona e le altre persone. Non è un caso che i primi studiosi di dinamica sistemica e relazionale si siano occupati prevalentemente di relazioni interpersonali; erano le più facili da osservare, le più immediate da rilevare. Coloro che poi hanno dato l'avvio all'approccio sistemico-relazionale, o meglio interazionale, si sono dovuti confrontare con il fatto che tra la mente e la mente c'è una relazione. Difatti, c'è una dinamica che produce perpetui cambiamenti interni alla mente, i quali a loro volta producono alterazioni nella percezione esterna, e i cambiamenti nella percezione esterna producono a loro volta cambiamenti nella percezione interna. Si tratta di una dinamica complessa poiché tende a mantenere la propria omeostasi anche quando è disfunzionale, come ci insegna, nel campo non sospetto della biologia e della chimica, Claude Bernard.

L'approccio sistemico-strategico nasce dalle osservazioni di Jackson sulle omeostasi dei sistemi familiari. Gregory Bateson si innamorò letteralmente di D.D. Jackson ascoltando una sua conferenza alla Stanford University in cui Don presentava i suoi interventi sui sistemi delle omeostasi familiari. Bateson ne fu talmente colpito che lo volle all'interno del proprio gruppo di studio sulla comunicazione, e proprio D.D. Jackson fondò poi il Mental Research Institute.

Dall'idea di omeostasi discende l'inevitabilità di un concetto basilare della Scuola di Palo Alto: la resistenza al cambiamento (Watzlawick, Weakland, Fisch, 1974; Weakland, Fisch, Watzlawick, Bodin, 1978; Madanes, 1981; Nardone, Milanese, Mariotti, Fiorenza, 2000). Di qui l'importanza dell'uso di una logica non ordinaria per inserire stratagemmi che introducano il cambiamento, ove il sistema, naturalmente, tenderebbe a persistere nella sua omeostasi. Perché una logica non ordinaria? Se un sistema chiede di essere cambiato cognitivamente, ma emotivamente resiste al cambiamento, non posso pensare di farlo cambiare attraverso la spiegazione, utilizzando quindi una logica ordinaria. Questa sarebbe ingenuità strategica: più allerto la persona rispetto alla possibilità di cambiare, più questa resisterà al cambiamento; più spingo qualcuno al cambiamento più lo boicotterà, non in quanto non collaborativo ma per un'intrinseca tendenza a mantenere il proprio equilibrio. Come diceva Jackson, «non esistono pazienti impossibili, esistono solo terapeuti incapaci» nella misura in cui poniamo come presupposto di qualunque terapia o di qualunque intervento di problem solving la resistenza al cambiamento.

Il cambiamento non è quindi solo terapeutico, può essere anche patogeno, e ciò va a smentire l'idea che si possa, nella maggioranza dei casi, nascere malati; il più delle volte esistono sì delle predisposizioni che sono importanti, ma in sostanza si diventa, non si nasce, malati. Allo stesso modo smontiamo la convinzione biologista, molto radicata negli ultimi decenni, che si nasca con una condanna; la malattia sarebbe inscritta nel patrimonio genetico della persona, la quale può solo cercare di gestire questa sorta di mannaia che inesorabilmente la colpirà. Una visione molto «parmenidea» questa, dove l'assoluto è la stasi, dove non è possibile il cambiamento, e che si continua a promuovere nonostante i biologisti stessi abbiano dimostrato il contrario con il «progetto genoma». Nell'intento di individuare i geni responsabili dell'equilibrio dell'organismo, infatti, gli studiosi hanno rilevato che il codice del genoma dei soggetti sperimentali cambiava in seguito a date esperienze. Ovviamente il progetto genoma è stato subito interrotto e solo alcuni centri di ricerca negli Stati Uniti e uno in Spagna continuano a perseverare in questa direzione, mentre da più parti ci si è diretti sul mettere a punto dei farmaci, come se esistessero solo queste due possibilità. Si tratta del tipico riduzionismo scientista applicato con la convinzione della necessità di acquisire un controllo preciso degli eventi, del nostro organismo, del nostro cervello, della nostra mente, cosa che non può che delinearsi come un'illusione destinata a essere delusa. L'esperienza individuale, infatti, come percezione della realtà che determina reazioni, che costruiscono interazioni, che diventano dinamiche interattive tra la mente e se stessa, tra la mente e gli altri, tra la mente e il mondo, non può essere controllata in maniera rigida e definitiva. Aggiungeremmo: per fortuna!

A questo livello entra in gioco un altro concetto, il più delle volte ignorato nel campo della psicoterapia ma forse il più importante di tutti, ossia la *predittività*. Abbiamo detto che il cambiamento strategico è orientato a uno scopo prefissato, non casuale e ciò significa che dentro il sistema sul quale voglio intervenire andrò a introdurre un cambiamento che produrrà esattamente ciò che voglio, o il più prossimo a quello che desidero. Immaginiamo il gioco del biliardo: io lancio la palla, la palla batte contro più sponde e butta giù dei birilli e dico: «Che bravo». Questa è casualità, non è predittività. La predittività è quando io, prima di lanciare la palla, dico che batterà prima sulla sponda destra poi su quella sinistra, farà quella curva, butterà giù quel birillo, lo faccio e avviene. È chiaro che devo essere bravo a saperlo fare, perché ciò avvenga. Della terapia breve strategica, fin dagli inizi di Palo Alto, si diceva da più parti: «Non funziona perché non mi riesce». Fantastico, no? Se una cosa non riesce vuol dire che non è vera, e perché riesca ci vuole esercizio costante. Protagora già indicava, riguardo alla retorica, che «il maestro è la sintesi tra predisposizione naturale ed esercizio costante». Ove «l'esercizio costante» è ciò che fa la differenza, perché io posso avere la predisposizione ma se non la esercito non si attiva come capacità; se ce l'ho ma non la esercito costantemente, la perdo. La predittività diventa dunque il concetto centrale: avere a disposizione una strategia che sia in grado non solo di farmi raggiungere l'obiettivo ma che sia nelle sue parti composta da una serie di manovre tattiche che, in ogni fase, mentre agiscono mi indichino ciò che sto producendo. Questo permetterà di misurare il fallimento della mia azione non solo dall'inizio alla fine – perché se sbaglio quando sono alla fine del processo non sono più in tempo a correggere – ma fase per fase. Il modello di conseguenza diventa autocorrettivo. Questa è pura tecnologia; la stessa tecnologia scientifica applicata da Archimede, da Leonardo da Vinci o da Edison, consistente nel costruire modelli di soluzione di problemi controllabili nei loro effetti. È chiaro che tutto ciò richiederebbe molto più che il singolo guizzo di genio. A questo riguardo, Edison, quando gli fu chiesto in modo provocatorio da un giornalista se fosse vero che aveva sbagliato duemila volte nel tentare di costruire la lampadina, rispose: «Ho avuto successo nel fallire nel costruire la lampadina duemila volte. Questo mi ha permesso poi di farla davvero».

Nei termini della logica dell'intervento, se ad esempio ho di fronte a me una persona con un disturbo ossessivo-compulsivo o affetta da un disordine alimentare o depressa, invece di chiedermi cosa dice la mia teoria, dovrei chiedermi: «Qual è il modo migliore per raggiungere il mio obiettivo, in modo da alleviare o togliere questo disagio?» Con questo obiettivo, dovrei avere una conoscenza predittiva di come funziona il modello di assiomi e retroazioni che ha portato a costituire quell'equilibrio patogeno e applicarvi un modello di cambiamento che lo porti a divenire un equilibrio sano. Oggi, dopo vent'anni di ricerca-intervento, grazie ai cambiamenti strategici che siamo stati in grado di introdurre su migliaia di casi che ci hanno consentito di conoscere, in maniera strategica, il funzionamento delle diverse patologie, è possibile avere a disposizione veri e propri protocolli di trattamento specifico delle forme più importanti di disturbo psicologico e comportamentale.

Il cambiamento, altro costrutto importante, non è lineare, per cui, in una scala da zero a dieci, procedo in ordine dall'uno al dieci ma, come si osserva in natura per tutti i fenomeni naturali climatici, fisici e biochimici, è non lineare. I cambiamenti hanno dei salti, come descritto dalla teoria delle catastrofi, oppure procedono a spirale per cui vanno avanti, poi indietro, poi avanti, dove l'andare avanti è tornare indietro per andare avanti. Se non si considera questo, come avviene nella maggioranza degli approcci lineari e razionalisti, il rischio è di essere deviati dall'illusione che il cambiamento terapeutico avvenga per fasi, per progressiva acquisizione di *insight*, termine non a caso intraducibile in italiano. Si sente l'eco di Socrate che ci dice «conosci te stesso e cambia». Io sostengo l'esatto contrario, nel senso che considero il cambiamento non come una sorta di illuminazione mentale ma qualcosa che, per primo, tocca le percezioni; cambia la percezione della realtà e per effetto di ciò la reazione a essa. Ciò mi consente di scoprire una modalità più funzionale di percepire e reagire alla realtà rispetto a quella precedente. Pensiamo al paziente agorafobico, incapace di fare anche un solo passo fuori di casa, al quale, negli anni Novanta e anche ora, di fronte al fallimento delle tecniche più evolute, proponevo la prescrizione delle *piroette*. Dico al paziente: «Bene, bene. Ora deve fare una cosa molto importante per me: si alza, va fino alla porta del mio studio, fa una piroetta, apre la porta, fa una piroetta appena uscito, scende giù, va alla porta dell'edificio, fa una piroetta prima di uscire, una piroetta appena uscito, gira a sinistra, cammina, fa una piroetta ogni dieci passi finché non trova un negozio di frutta e verdura. Quando l'ha trovato fa una piroetta prima di entrare, una appena entrato, entra e mi compra solo la mela più rossa, più grossa e più matura che trova. Con la mela in mano, torna facendo una piroetta ogni dieci passi, una piroetta prima di entrare, una piroetta appena entrato e io l'aspetterò qua» (Nardone, 1993; 2000; 2003a). Questa è una tecnica che ha fatto il giro del mondo e, se ingiunta in maniera suggestiva e ipnotica, fa sì che la persona per la prima volta nella sua vita esca da sola, faccia delle piroette, qualche cosa di strano, oppure che per evitare di farle cammini, vada al negozio, compri una mela, scelga la mela più rossa e più grossa e arrivi da me con la mela in mano. Una cosa quasi grottesca ma, quando torna, gli chiedo: «Ma lei ha avuto paura?» e la persona risponde di no. Ancora: «Quanto tempo pensa di essere stato fuori?» Di solito dice cinque minuti, mentre come minimo ne sono trascorsi venti perché il fruttivendolo è lontano dal mio studio. Quando faccio notare quanto tempo è realmente passato, il paziente si rende conto che per venti minuti è stato fuori da solo e non ha avuto paura. Questa è quella che noi chiamiamo *esperienza percettivo-emotiva correttiva*. Per la prima volta la persona ha fatto qualcosa che mai avrebbe pensato di poter fare, ovviamente grazie a una tecnica molto suggestiva che ha spostato la sua attenzione sull'eseguire un compito apparentemente stupido, grottesco, assurdo; ma grazie a questo non ha cercato di controllare la paura e non l'ha alimentata. Grazie a questo non ha evitato di fare una cosa evitata fino ad allora, grazie a questo non ha chiesto aiuto. L'esempio esprime bene il concetto fondamentale di *saltus* percettivo. L'obiettivo di qualunque terapia strategicamente costruita con una tecnologia avanzata è produrre quanto prima questo cambiamento terapeutico: il cambiamento della percezione, che modifica la reazione, che a sua volta modificherà anche il comportamento e la cognizione. Tale *saltus*, perché si verifichi, non sempre necessita di tecniche eclatanti, suggestive in sé come la prescrizione delle piroette, anzi, se negli anni Novanta l'ho impartita a circa un migliaio di persone, negli ultimi anni non la uso quasi più semplicemente perché gli stessi effetti terapeutici si possono ottenere attraverso tecniche ancora più sottili, più soft, meno intrusive. Negli ultimi tempi, utilizzando tecniche più avanzate e più indirette, quasi il 90% dei pazienti trattati per attacchi di panico o per una fobia dopo la prima seduta si sblocca facendo il *saltus* percettivo, ovvero cambiando la sensazione che ha della propria realtà passando attraverso l'esperienza piuttosto che la consapevolezza. L'insight sarà l'effetto del cambiamento, non la causa del cambiamento, anche perché più cerco di cambiare più resisto al cambiamento, più non devo avere paura più la paura aumenta, come chi teme di arrossire, più cerca di impedirselo, più rosso diviene.

Il primo obiettivo terapeutico è quindi produrre l'esperienza percettivo-emotiva correttiva, ovvero la sensazione sconvolgente che la realtà non è più quella di prima, e per ottenere ciò, dato che è necessario aggirare la resistenza al cambiamento, ricorriamo a tecniche in grado di far compiere prima un'esperienza concreta che evochi, appunto, nuove sensazioni. Esistono quattro sensazioni primarie che nessuno può evitare: paura, piacere, rabbia, dolore (Milanese, Mordazzi, 2007). Esse rappresentano una risorsa quando vogliamo cambiare qualcosa. Usando la logica della contraddizione, posso creare una paura più grande che permetta alla persona di affrontare una paura tremenda. Usando una logica del paradosso, posso chiedere di aumentare la paura per diminuirla; usando un altro stratagemma di logica non ordinaria posso dire al figlio che si ribella di fronte ai genitori: «In realtà quando ti ribelli confermi a tua madre che lei ha proprio ragione a prendersi cura di te perché non sei in grado di controllarti, quindi pensa che ogni volta che lo fai le stai facendo un regalo. Ti fa piacere?» Qui la rabbia è una risorsa. Così posso usare il dolore e il piacere. Quindi il fobico proverà cosa può fare portandosi dietro la paura, l'ossessivo che può riuscire a bloccare l'ossessione e uscire dalla trappola, il compulsivo che non c'è più bisogno di compiere il rituale per ottenere quello che altrimenti pensa di non poter ottenere. La persona travolta da una forma di perversione deve provare che ciò che fino a un dato momento le ha dato piacere dà dolore, oppure che esiste un piacere più grande su cui concentrarsi e che il piacere attuale le impedisce di ottenere. In ogni caso deve sentirlo, non deve capirlo. Del resto san Tommaso ci ricorda che «non esiste nulla nell'intelletto che non passi prima per i sensi» (1986). Noi tutti abbiamo prima di tutto i sensi come veicolo; chiaramente le nostre cognizioni possono condizionare i sensi e talvolta, utilizzando la logica della credenza, possiamo usare la trappola mentale per cambiare le nostre percezioni, ma si tratta comunque di qualcosa che avviene al di là della cognizione. Come quando io dico a una persona timida, che ha il terrore di farsi avanti perché teme il rifiuto, che se vuole eliminare questo tipo di problema deve imparare prima di tutto ad accettare il rifiuto e, come per immunizzarsi da un veleno, ne deve prendere piccole dosi giornaliere. Allora, su questa scia, dirò: «Tutti i giorni esca e vada in un negozio, uno qualsiasi e chieda una cosa banale, minimale, con il chiaro intento di farsi dire di no. Quel piccolo no giornaliero su una cosa banale, non importante, è la goccia di veleno che le permetterà gradualmente di immunizzarsi dal veleno del rifiuto. Magari quando è per strada e vede uno che non ha l'orologio, chieda che ore sono. Vada in un negozio dove sa che non vendono una cosa, e chieda proprio quella cosa, con il chiaro intento di farsi dire di no». Qui si lavora apparentemente sulla mente, sulla cognizione, ma quando la persona uscirà e comincerà a chiedere: «Scusi, lei sa dirmi che ore sono?» invece di rispondere con un secco no, l'altro dirà: «Mi dispiace ma non ho l'orologio», sorridendo.

Oppure in un negozio, chiederà una cosa e la commessa si metterà a cercare e si scuserà poiché non ce l'ha; o, ancora meglio, chiederà qualcosa per farsi dire di no e riceverà un sì. Sarà ancora più sconvolgente. Proprio grazie al tentativo di immunizzarsi dal veleno del rifiuto, scopre che gli altri sono gentili anche di fronte a una richiesta apparentemente bizzarra, e che non è poi così da rifiutare. Questo non gli viene spiegato prima; lo scopre.

Solo dopo avere realizzato un cambiamento di questo tipo, potrò passare a far capire alla persona come è avvenuto il cambiamento, come questo può avvenire di nuovo, come potrà imparare a farlo meglio.

Procedendo nella nostra descrizione del cambiamento terapeutico, dobbiamo valutare un'ultima caratteristica, ovvero l'esistenza di tre tipologie di cambiamento che funzionano con differenti modalità e tra le quali è possibile scegliere quella che calzi meglio alle caratteristiche del problema da risolvere.

Cambiamento catastrofico

Il cambiamento catastrofico è un cambiamento rapidissimo; un *saltus* da uno stato a un altro provocato da un intervento talmente diretto da produrre un cambiamento immediato nella percezione della realtà. Avviene per esempio durante il dialogo terapeutico quando, attraverso la parafrasi che sconvolge o l'aforisma dirompente, riesco a provocare nella persona che ho di fronte, talvolta quasi come per magia, sensazioni talmente forti da rompere la sua percezione rigida della realtà. Già durante la conversazione, la persona vive l'esperienza emozionale correttiva e scopre una realtà differente rispetto a quella fino ad allora ritenuta vera o più funzionale. È la tecnica del dialogo strategico, dove si cerca nella prima seduta, attraverso una serie di domande a imbuto e una serie di parafrasi che utilizzano le risposte dell'interlocutore come vere e proprie ristrutturazioni, di far sì che la persona stessa faccia crollare le proprie visioni disfunzionali. La persona cambia se stessa come *effetto scoperta* durante il dialogo, anche grazie all'ausilio di formule analogiche evocative, mirate proprio a modificare le sensazioni, che vanno poi a trasformare le percezioni e influiscono sulle posizioni assunte. Questo primo tipo di cambiamento è anche il più difficile da realizzare poiché, per riuscire a produrre il cambiamento terapeutico nel corso di un singolo colloquio clinico, non basta essere in grado di seguire un metodo ma è essenziale da parte di chi lo usa la capacità di applicarlo bene. Ritorniamo a un concetto già espresso: ho appreso questa cosa, ho capito come funziona, la applico, non funziona, allora è il modello che non funziona, perché io non sono capace. Queste tecniche tanto più sono raffinate tanto più richiedono un reiterato e raffinato esercizio perché il terapeuta sia capace di applicarle in maniera rapida, come il fulmine che abbatte l'albero, come il terremoto che squarcia la terra. Il tratto dominante del cambiamento catastrofico è un immediato «*saltus* vs scoperta».

Per comprendere meglio come ciò accada – altrimenti potrebbe sembrare che si stia parlando di «effetti magici» riproducibili da antichi sciamani – mi riallaccio, come citato, al *Dialogo strategico* (Nardone, Salvini, 2004), ossia l'ultima evoluzione della terapia breve strategica che ha reso la prima seduta non solo diagnostica ma essa stessa intervento. Le domande strategiche consentono al paziente di sostituire i propri autoinganni disfunzionali con autoinganni funzionali poiché egli trasformerà, indotto dalle proprie risposte, la modalità di gestire e di percepire le cose. Nel dialogo si procede, attraverso una sorta di imbuto, ponendo alla persona una serie di domande a illusione d'alternativa, che vanno dal generale al particolare, proponendo come alternativa di risposta coppie di opposte reazioni al problema, tra le quali l'interlocutore potrà decidere quella che ritiene si adatti al suo caso. In un processo a spirale che si focalizza sulla concreta interazione tra il soggetto e la realtà problematica, sui suoi tentativi fallimentari di gestirla e sulle visioni che la alimentano, si giunge a evidenziare i punti critici della specifica situazione. Le alternative di risposta, in particolare, si riferiscono alle possibili percezioni e modalità di combattere il problema da parte del soggetto e di altre persone eventualmente coinvolte, offrendo così un'immagine operativa e suggestiva di come ognuno di noi subisce ciò che prima costruisce. In tal maniera la persona scopre come, con una logica corretta, metta in atto quelle tentate soluzioni disfunzionali che a loro volta muovendo da percezioni erronee alimentano tali percezioni inadeguate. Come indicato, già Protagora scopre di essere artefice del proprio destino. Tale processo di scoperta indotta produce nel soggetto un reale *saltus* percettivo, poiché cortocircuita il suo circolo vizioso di percezioni e reazioni, evidenziandone la disfunzionalità.

Ciò rappresenta una vera e propria *esperienza emozionale correttiva* (Alexander, 1956), sulla base della quale il soggetto non può che cambiare i precedenti copioni mentali e comportamentali. Le indicazioni per la concreta realizzazione del cambiamento troveranno la strada spianata da qualunque resistenza.

Il caso che voglio portare ad esempio, dopo questa necessaria divagazione teorico-pratica, è quello di una donna di circa cinquant'anni che esordisce dicendo di non avere un obiettivo specifico da raggiungere ma che vuole aiuto per vivere meglio di come sta facendo. Sostiene che vorrebbe ridere più spesso, cosa che non fa da anni, nonostante la sua quotidianità possa apparire quella di una donna alla quale nulla manca, avendo lei un marito, ed è senza figli, a suo dire per scelta; ha ottimi rapporti con la famiglia di origine e una bella casa. Unico cruccio è il lavoro, che le piace ma del quale non si sente troppo soddisfatta. Dopo una serie di usuali indagini strategiche mirate a entrare più nello specifico e a definire la situazione che appare essere di primo acchito molto generica, rispondendo a domande che diventano sempre più focali la donna mi racconta che la sua vita è stata un completo disastro dal punto di vista affettivo. Scendendo nel particolare, è sposata con un uomo che non ama e che forse non ha mai amato, tanto che si sono lasciati e ripresi per tre volte, e che ha avuto un amante, conosciuto in ambito lavorativo, che l'ha sostituita di punto in bianco con una collega più giovane. Inoltre, non ha avuto figli non perché non li abbia voluti o perché abbia avuto problemi a concepirli, bensì è rimasta incinta ma ha interrotto più di una gravidanza perché non si sapeva decidere e il marito le rimandava ogni volta la patata bollente, dicendole «Decidi tu». Lei ha scelto la soluzione che le sembrava al momento più semplice, ma avrebbe desiderato che lui le dicesse che voleva un figlio da lei. La casa nuova, che tutti definiscono splendida e che lei stessa ha curato nei minimi particolari, le è servita a distrarsi dal dolore per la separazione dall'uomo per il quale per un certo tempo aveva lasciato il marito, e non se la gode pienamente perché le ricorda il torto subito dall'amante, che forse non ha ancora superato. Nel lavoro non si sente soddisfatta poiché ha rinunciato a quello che le piaceva di più non tanto per intraprendere un'esperienza professionale nuova, come ha raccontato a me e a se stessa all'inizio, ma per non vedere più l'amante dopo che questi l'aveva scaricata. La sua strategia ridondante, di fronte alle difficoltà, emerge essere la fuga;

con il marito, con l'amante, con i figli, con il lavoro, ossia «Se non vinco, non gioco» e ogni volta è un fallimento, anche perché, non giocando, non corre neppure il rischio di vincere. Al termine della seduta, il dialogo ha consentito di ribaltare completamente la situazione non solo consentendomi di sapere come realmente funzionavano le cose, ovvero di definire il problema, ma soprattutto perché, per la prima volta, la paziente ha sentito certe cose, e che la sua vita non era così meravigliosa come si raccontava che fosse. Al termine della seduta, dico alla donna: «Il compito che le darò è una cosa da fare, una sorta di medicina amara, ovvero: io voglio che, di qui alla prossima volta che ci vedremo, lei si armi di carta da lettere e, tutti i giorni, lei dovrà scrivermi in retrospettiva tutti i *disastri che è riuscita a realizzare*, descrivendoli uno per uno. Come se lei sedesse tra le macerie di questi palazzi crollati. A ritroso *deve contemplare lo splendore dei disastri che ha realizzato*, ok? Tutti i fallimenti, tutte le sconfitte, tutte le delusioni. Per come vengono. Scriva e, quando ne ha abbastanza per quel giorno chiude e tra due settimane mi porterà tutto. Questo ci aiuterà a conoscerla meglio ma soprattutto aiuterà lei a passare attraverso questa cosa». Per rafforzare la prescrizione e aumentare la collaborazione, continuo dicendo: «Sa, in questi casi è come una diga dove l'acqua sta per debordare, basterà mettere in atto quanto le ho chiesto perché diventi spontaneo. Però, questo dobbiamo farlo prima che la diga rompa gli argini, altrimenti travolgerà tutto, lei compresa».

La prescrizione di scrivere il proprio «romanzo criminale» è un modo per far passare la donna attraverso quel dolore che prima si negava, in modo che lo stesso possa decantare e lasciare spazio al presente e alla possibilità di costruirsi un futuro diverso.

Dopo due settimane, la paziente esordisce dicendo di

avere pensato costantemente all'idea del «Se non vinco, non gioco» e, in questo modo, le veniva costantemente in mente «Se non gioco, non vinco». Questo indica come il dialogo e le prescrizioni abbiano rovesciato la sua posizione: ora lei vuole iniziare a giocare per vincere e vuole farlo in tutte le aree della sua vita, in primo luogo con il marito, al quale si è avvicinata per valutare se sta con lui per comodità o perché effettivamente ci tiene.

In questo esempio, dunque, durante la prima seduta si è creato l'impatto che ha fatto cambiare la percezione della realtà modificandone gli effetti. Ovvero: prima si è condotto la paziente, attraverso tecniche specifiche come il dialogo strategico e la prescrizione calzante alla sua situazione, a sentire differentemente, per fare sì che poi cambiassero anche le sue reazioni.

La tecnica, in breve, è orientata a scardinare, attraverso una sequenza a imbuto, le modalità percettive patogene del paziente e le conseguenti reazioni comportamentali, guidandolo a cambiarle con altre più elastiche ed efficaci. Il passaggio è da soluzioni che non funzionano e che alimentano il problema, a soluzioni che funzionano. Tale sostituzione, però, non viene suggerita o prescritta, ma indotta attraverso un percorso di domande che guidano alla scoperta di ciò che risolve il problema, dopo lo svelamento di ciò che invece lo mantiene.

A questo si aggiunge l'effetto di una prescrizione mirata a far «passare in mezzo al dolore per venirne fuori». La sintesi tra le due tecniche ha condotto a un cambiamento catastrofico, ossia all'immediato salto da una realtà a un'altra.

Un altro esempio può aiutare a comprendere ancora meglio questo tipo di cambiamento.

Si tratta di una situazione completamente differente dalla precedente, ovvero di un paziente con pregressa diagnosi di psicosi, trattato fin da bambino con psicomotricità, psicoterapie e una serie di altri interventi che potrebbero essere considerati, visti i risultati, come una sorta di ricetta del *come peggiorare* (Nardone, 2003b) applicato. Infatti, al momento del nostro primo incontro, il ragazzo ha una diagnosi di schizofrenia con paranoie. La mamma racconta che l'iter del figlio è cominciato con la manifestazione di insofferenza legata a una serie di paure riferite alla scuola, che, gradualmente, lo ha portato a non riuscire a dormire e a girovagare per casa piangendo, e a problemi di incontinenza che attualmente sembrano risolti. Il ragazzo, al di fuori della scuola che ha continuato a frequentare, sta perlopiù in casa, frequenta molto raramente i coetanei, ovvero una volta la settimana va in parrocchia, e ha tempi lunghissimi nel fare ogni cosa, dovendo eseguire una serie di rituali di controllo. Nello specifico, la mattina rimane a guardare i vestiti che dovrà indossare controllando e ricontrollando con lo sguardo, mentre i familiari non possono essere presenti o toccare né lui né gli abiti. La mamma interviene quando ci sono dei tempi da rispettare, legati alle attività quotidiane, ma lui si arrabbia. Uno psichiatra segue la parte farmacologica e la terapia familiare, che consiste nel confrontarsi rispetto a come affrontare il ragazzo adolescente e nel dare consigli come farlo uscire, fargli frequentare i coetanei, far sì che diventi indipendente; ma quando i genitori lo spingono in questa direzione, si scatena una guerra. In queste situazioni, padre e figlio si scontrano anche violentemente mentre la madre cerca di sedare gli animi intromettendosi. Rispetto ai rituali, non sono state date indicazioni specifiche. Il ragazzo parla a monosillabi, rimane immobile, con lo sguardo rivolto verso il basso e senza cercare un contatto con i genitori per l'intera durata della seduta. Al termine della quale dico loro, in presenza del figlio, che la prima cosa da fare, in una situazione che non è certo delle migliori, è creare in famiglia un clima diverso rispetto a tutte le sue speciali procedure altrimenti con le migliori intenzioni produrranno gli effetti peggiori, diventando suoi complici. In altri termini, i genitori dovranno smettere di essere complici inconsapevoli; quindi, in concreto, chiedo loro di smettere di parlare dei suoi problemi, di evitare di dare importanza ai suoi problemi. Continuo dicendo: «Se ne parlate o se vi fate vedere troppo interessati è come mettere un fertilizzante speciale su una piantina, la fate crescere in misura smodata... d'accordo? Però questo non basta: ogniqualvolta lo vedete fare un rituale, quando controlla, riguarda, controlla, quello che dovete fare è chiedergli di farlo dieci volte... 'Fai questa cosa? bene, adesso fammela vedere dieci volte, falla dieci volte davanti a me'. Vi è chiaro? So che può sembrare assurdo ma non lo è. Per il resto dovete assolutamente evitare di parlare dei suoi problemi» (Nardone, 2000).

Abbiamo dunque un ragazzo che svolge una serie di rituali e dei genitori completamente incapaci di gestire la situazione, essendo stati educati a comportarsi come coloro che soffrono senza intervenire.

Quando mi trovo di fronte a persone con diagnosi infauste, come in questo caso, sia per il «qui e ora» che per il futuro, preferisco ipotizzare che si tratti, come del resto accade nella maggioranza dei casi di presunta psicosi, di un ossessivo-compulsivo molto grave. A pensarlo come psicotico sarò sempre in tempo e, muovendo da una differente ipotesi, potrò mettere in atto tutte le manovre che funzionano in casi di questo tipo, che poi andranno a confermare o a smentire la mia ipotesi. In questo caso, il ragazzo non è in grado di mettere in atto da solo il controrituale, e lo si evidenzia nel modo in cui si relaziona ai genitori, ovvero come un bambino che li minaccia e la cui vittima predestinata è la madre; quindi i genitori diventano la leva utile al cambiamento.

La famiglia torna dopo due settimane ed è subito evidente, fin dai primi istanti della seduta, che qualcosa è cambiato. Infatti il ragazzo ha una postura molto più rilassata sulla sedia, accenna ogni tanto un sorriso e guarda spesso i genitori, non certamente in modo minaccioso. Mi raccontano che la prescrizione ha avuto un esito particolare e sorprendente, ovvero che quando sono loro a chiedergli di fare il rituale lui non lo fa, e che i rituali in generale si sono molto ridotti rispetto a prima. In più, ha cominciato a uscire, partecipa a uno stage lavorativo e fuori non esegue il rituale perché, dice, «Fuori mi vergogno». Questo è molto più significativo di quanto si possa pensare, perché io personalmente non ho mai sentito uno psicotico dire che fuori si vergogna, nel senso che, mentre il nevrotico pensa che due più due fa quattro ed è sempre preoccupato, lo psicotico pensa che due più due fa cinque ed è sempre molto divertito. Lui ha detto: «Se mi vergogno mi preoccupo», quindi siamo in un'altra dimensione.

Attraverso le prescrizioni della *congiura del silenzio* (Nardone, 2000) e del controrituale, in termini di pragmatica della comunicazione, ove prima c'era una complementarietà patologica ho introdotto una simmetria terapeutica (Watzlawick, Weakland, Fisch, 1974). I genitori hanno chiesto al figlio di fare ancora di più una cosa per lui torturante e, in questo modo, lo hanno messo in una posizione in cui non può più ricattarli e controllarli. E non è un caso che abbia cominciato lo stage e che uscendo di casa – e fuori di casa si vergogna – non esegua i rituali, e che la situazione sia molto più semplice anche in casa.

Il cambiamento è avvenuto grazie a una prescrizione devastante, dirompente, che ha agito nelle due settimane di intervallo tra una seduta e l'altra, quindi al di fuori della seduta. In prima seduta non sarebbe stato possibile indurre un cambiamento, essendo molto difficile far interagire i membri della famiglia tra loro, quindi ho dovuto lavorare con i genitori per prepararli a intervenire fuori dalla seduta.

In questo caso è il cambiamento a produrre la conoscenza, ossia abbiamo introdotto in questa famiglia una variante che ha sconvolto la loro dinamica ed è emerso quello che prima era impossibile vedere o era solo ipotizzabile ma non realizzabile. La madre da protettrice è diventata torturante e il padre ha trovato uno spiraglio attraverso il quale inserirsi e cominciare a costruire una relazione con il figlio, mentre prima era pressoché assente, se non nei momenti in cui, esausto, esplodeva.

Dopo la terza seduta il ragazzo ha proseguito lo stage, i rituali sono scomparsi del tutto, i genitori hanno capito quello che dovevano fare e non gli hanno più dato tregua. La terapia farmacologica è stata ridotta in maniera molto graduale grazie a una metodica particolare applicata dalla neurologa del nostro staff, la stessa utilizzata per la disintossicazione da sostanze stupefacenti (ANADA). Dopo lo stage preparatorio il ragazzo ha continuato a lavorare, certo non è un talento (ma nessuno può pensare che tutti possiamo esserlo), ma non ha più quel tipo di disturbi e non può più essere definito uno psicotico schizofrenico.

In questo caso, dopo il primo cambiamento catastrofico avvenuto tra la prima e la seconda seduta, il cambiamento è proceduto in maniera graduale ed è stato finalizzato alla costruzione, passo dopo passo, di una nuova realtà attraverso la quale il ragazzo si è finalmente appropriato della sua vita. È chiaro che, se in prima istanza anche in un caso così complicato il cambiamento può avvenire in una maniera che potremmo dire devastante, ciò che avviene dopo non può essere altrettanto rapido. Difatti, in tal caso è come se dovessimo costruire un grattacielo; dobbiamo cominciare dalle fondamenta e affondarle bene nel terreno, quindi procedere con il primo piano, poi il secondo, il terzo, e così via, gradualmente, fino ad arrivare all'ultimo piano. Altrimenti tutto crolla. Se consideriamo poi che il processo di disintossicazione dai farmaci spesso richiede più tempo di quanto ne occorra per la terapia psicologica, i tempi si dilatano ulteriormente.

Nella fase successiva allo sblocco, abbiamo visto agire il secondo tipo di cambiamento che, in questo caso specifico, caratterizza la *terza* fase della terapia, ovvero il processo di costruzione di una nuova realtà all'interno della quale la persona può consolidare il cambiamento avvenuto e incrementare la fiducia nei confronti delle proprie capacità personali (Watzlawick, Nardone, 1997).

Cambiamento graduale

Il cambiamento graduale avviene *step by step*; ovvero, per produrre il grande cambiamento introduco un primo piccolo cambiamento, poi un altro, un altro e un altro ancora fino a che la somma dei singoli cambiamenti mi porterà a raggiungere l'obiettivo prefissato. Durante i colloqui ho individuato come il problema persiste e come funziona, ho costruito una buona relazione terapeutica creando l'atmosfera, il contesto e il clima adeguato per l'intervento, e do una serie di prescrizioni in sequenza progressiva con il chiaro obiettivo di rompere il circolo vizioso di interazioni che mantiene il problema.

Prendendo a prestito un altro caso dalla clinica, possiamo meglio chiarire come funziona questo processo.

Si presenta nel mio studio una ragazza sui vent'anni che, ai pasti, mangia quasi esclusivamente verdure, non perché le piacciono ma in quanto «cibi sani». Dichiara di non sapere più quali alimenti le piacciano realmente e quali no, a parte la cioccolata e il gelato, di cui ha però un vago ricordo, astenendosi da tempo dal piacere di mangiarli. I genitori la controllano continuamente, mettendo in atto gli usuali tentativi perché ricominci a mangiare: l'ago della bilancia continua a scendere e temono che possa morire di fame. La sua vita sociale è ridotta pressoché a zero, a parte i pochi amici «storici» che, in ogni caso, frequenta poco, non amando troppo uscire o fare le cose che di solito fanno i ragazzi della sua età. L'armatura che si è costruita per proteggersi è divenuta una prigione che comincia a starle stretta ma della quale, al tempo stesso, non sa se riuscirebbe a fare a meno.

Propongo alla paziente di fare un piccolo esperimento: le chiedo di inserire ogni giorno, ai pasti, una piccola trasgressione alimentare, piccola come un cucchiaino di gelato, o un minuscolo scacco di cioccolata; un piccolo piacere alimentare ai pasti, uno diverso ogni giorno.

La seduta successiva, la ragazza riferisce di avere inserito all'interno dei pasti un pezzetto di pane, un morso di diversi tipi di formaggio e di affettati e che, la maggioranza delle volte, si è dovuta forzare proprio perché, a parte in rare occasioni, sentiva, più che il piacere, la paura di aumentare di peso. Le dico che l'obiettivo che mi propongo con lei non è quello di farla diventare grassa, quanto piuttosto di farla diventare carina quanto può esserlo e procedo mantenendole la prescrizione della *piccola trasgressione* (Nardone, Verbitz, Milanese, 1999; Nardone, 2003c, 2007b).

Gradualmente, la ragazza ha iniziato a inserire trasgressioni in maniera sempre più regolare, fino a cominciare a provare sensazioni che mano a mano diventavano sempre più piacevoli. Continuo su questa scia, indagando ogni volta sui cibi inseriti, su quelli che ha trovato più piacevoli e, soprattutto, sulle sensazioni provate. Questo finché comincia a emergere che, paradossalmente, proprio quando prova piacere mangiando i cibi che di solito non si concedeva, la paura di poter perdere il controllo della situazione e di ingrassare è minore. A questo punto, commento: «I momenti in cui te la godevi di più sono meno pericolosi degli altri. Se me lo concedo, posso controllare il resto» e le propongo due piccole trasgressioni o una trasgressione che vale doppio, da inserire sempre all'interno dei pasti.

Seduta dopo seduta, il piacere aumenta, la paura diminuisce e la ragazza comincia ad assumere, per quanto ancora molto magra, delle forme non più così pericolose, diventa più carina e si percepisce tale, rimanendo stupita dal vedersi, talvolta, perfino più magra di prima nonostante l'aumento di peso che, pensandoci razionalmente, ancora la spaventa un po'. Le svelo che ciò che sta sperimentando non è così strano, poiché quando si scende al di sotto di un certo peso, è come se ci guardassimo con delle lenti deformanti che ci fanno vedere la realtà e il nostro aspetto in maniera distorta. Via via che il nostro corpo riprende forma, quelle lenti cominciamo a toglierle e a vederci come realmente siamo. Piacevolmente sorpresa, la ragazza esce dal mio studio, per la prima volta, con un accenno di sorriso e con l'indicazione di aumentare le trasgressioni piacevoli, indipendentemente dalle quantità. Ciò che mi interessa non è che si abbuffi ma che si conceda sempre più piaceri e in uno spazio protetto che sia lei a controllare.

Gradualmente, la paziente inizia a introdurre cibi sempre più «pericolosi», compresi la cioccolata e il gelato e, sempre in maniera graduale, arriviamo a inserire ai pasti solo cibi piacevoli, ovvero alla *dieta paradossale* (Nardone, 2007b), con l'idea che il piacere «Se me lo concedo posso rinunciarci-controllarlo, se non me lo concedo diverrà irrinunciabile-incontrollabile».

Contemporaneamente cominciamo a introdurre il piacere anche al di fuori del cibo; il corpo si sta risvegliando e, con esso, il desiderio di vivere sensazioni gradevoli di altro tipo, come il «piacere di piacere», dato che, tra l'altro, ora se lo può permettere.

La terapia procede dunque su due fronti: quello del recupero di una piena confidenza con il cibo, che da medicina amara diviene sempre più desiderato, e con il proprio corpo da un lato; d'altro canto quello relativo alla costruzione di un piacere sociale e affettivo che, da inesistente e apparentemente non ricercato, assume sempre più valore. Gli altri sono infatti, in genere, lo specchio attraverso il quale ci guardiamo e, in modo particolare per chi è stato a lungo anestetizzato da tutti i punti di vista, ricevere conferme sul proprio aspetto e sulla possibilità ormai insperata di piacere è molto più importante e perturbante di quanto si possa pensare.

Procedendo su entrambi i livelli, la ragazza è uscita completamente dal problema che da tanto tempo la affliggeva, ha trovato un ragazzo, si è laureata, ha pochi ma selezionati amici con i quali ama uscire e divertirsi e il cibo, da nemico da evitare, è diventato finalmente un piacere di cui godere.

La differenza tra questa tipologia di cambiamento e la precedente è chiara: il cambiamento qui non è travolgente, bensì avviene lentamente. In questo caso è essenziale, al fine di giungere alla risoluzione del problema, evitare di avere fretta e procedere con la giusta gradualità, altrimenti il fallimento è inevitabile. Anche in questo caso è come se dovessimo costruire un grattacielo, cominciando dalle fondamenta e procedendo passo dopo passo.

Come scrive J. Weakland: «Ogni cosa conduce a un'altra cosa che conduce a un'altra cosa... se ti concentri sul fare la più piccola e poi la successiva e così via, avrai fatto grandi cose avendo fatto solo piccole cose» (Weakland, Fisch, Watzlawick, Bodin, 1978).

Cambiamento geometrico esponenziale a effetto valanga

Il cambiamento geometrico esponenziale è processuale e si ha quando non riesco a produrre, in seduta o attraverso una singola prescrizione, l'esperienza emozionale correttiva. La catastrofe avviene non perché c'è il fulmine che spacca, ma perché introduco volontariamente una reazione a catena che conduce alla grande esplosione, il minimo effetto che però so innescherà una reazione in accelerazione sino all'esplosione totale. In tal caso lavoro per accumulazione, quindi metto in atto una o più manovre durante una seduta e impartisco le prescrizioni, senza premere o accelerare, fino a portare il sistema patologico alla saturazione; è la goccia che fa traboccare il vaso, la palla di neve che, lanciata, rotola, rotola, rotola e diventa talmente grande da trasformarsi in valanga. Il processo di accumulazione porta al punto di rottura.

Quando abbiamo a che fare con una vomitatrice, per esempio, la prescrizione che utilizzo ha l'obiettivo di interrompere il rito piacevole del mangiare per vomitare: «Ogniqualvolta tu decidi di abbuffarti e vomitare, puoi farlo, però ti impegni, una volta che sei lì piena, pronta a vomitare, a fermarti e rimandare di un'ora. Un'ora dopo corri a vomitare» (Nardone, 2003c).

Di solito quando la persona torna dice che vomitare è diventato faticoso, una tortura, in ogni caso non è più la stessa cosa, però continua a farlo. Allora le dirò: «Adesso vomiterai dopo due ore». Torna e dice che tutto è rovinato, che non è più piacevole come prima però continua a farlo dopo due ore. Quando si arriva a tre o a quattro ore, smette completamente di vomitare perché è troppo sgradevole, ma la cosa più curiosa è che oltre a ciò, senza rendersene conto, ha ridotto anche le quantità di cibo usate per l'abbuffata perché rimandando di un'ora, due ore, tre ore ha paura di ingrassare. Arriviamo quindi a raggiungere l'obiettivo congiunto di togliere il vomito e nel contempo ridimensionare la dieta. Questo cambiamento è solo apparentemente processuale; introduco un piccolo effetto, l'effetto valanga, che innesca una reazione a catena che produce l'uragano. Questo è il tipo di cambiamento che mi piace di più.

Passando dal piacere di provare piacere, che portato ai suoi estremi diventa compulsione, all'incapacità di provare piacere, esistono alcune situazioni, peraltro non così rare, nelle quali la persona non riesce a concedersi il piacere per paura. Pensiamo alla «fobia della penetrazione», medicalmente definita «dispareunia», problema con il quale si presenta da me una giovane donna che, benché abbia avuto qualche fidanzato, non ha mai avuto un rapporto completo e neppure l'esigenza, dice lei, di sperimentarlo. Ora ha un compagno che ha acceso i suoi desideri ma quando cerca di realizzarli prova talmente tanto dolore, ovviamente in assenza di motivi fisiologici, che non riesce ad andare avanti. Nel corso della seduta, emerge che ogni volta che si accinge ad avere rapporti, così come nell'autoerotismo, ha una tale paura di provare dolore che immagina una ferita, una lacerazione, si contrae e si irrigidisce al punto da provare effettivamente dolore. Ogni volta per lei è un fallimento, ogni volta una tortura che va a influenzare anche la sua vita sociale e di relazione, perché lei sente che le manca qualche cosa, come una donna a metà.

In questo caso, il pericolo di un eventuale intervento dirompente potrebbe essere proprio il fatto di produrre un cambiamento talmente rapido da sconvolgere la persona che non è pronta ad accettarlo, quindi è molto più utile, secondo la mia esperienza, far arrivare la paziente a un cambiamento a effetto valanga, che non vuol dire lento, ma significa «partire dopo per arrivare prima».

Abbiamo un fidanzato a disposizione, quindi le prescrivo un compito particolare: il gioco delle *belle statuine* (Nardone, Rampin, 2005), che consiste nel chiedere alla paziente di incontrarsi più volte la settimana con il proprio partner e, durante gli incontri, in questo caso cavalcando il fatto che esiste il piacere dei preliminari, di sbizzarrirsi nel trovare tutti i modi possibili per provare piacere reciproco ma escludendo la penetrazione. Quando saranno arrivati al massimo dell'eccitamento, dovranno avvicinare i loro corpi nudi, mettendo i due sessi a contatto, e rimanere così per uno, due minuti, solo a contatto, evitando assolutamente la penetrazione. Trascorso questo tempo, ricominceranno con i loro «giochetti» fino a che ne avranno.

Dopo due settimane la ragazza racconta di aver eseguito il compito e che le prime volte durante il contatto era tesa, ma progressivamente la tensione era calata, tanto da sentirsi rassicurata dal fatto di non dovere andare oltre, e la situazione era semplicemente piacevole.

La seduta successiva, in maniera anche un po' ironica, le ho dato il compito di procedere come nelle due settimane precedenti, ovvero iniziando con i preliminari, ma con una variante, ovvero il semplice contatto avrebbe dovuto trasformarsi in una «micro-penetrazione», ossia un'introduzione minimale, di mezzo centimetro. Avrebbero dovuto rimanere in questa posizione per qualche minuto per poi continuare con le loro cose fino a darsi il piacere reciproco in altro modo. La paziente torna raccontando di avere fatto il gioco delle belle statuine e che, stranamente, quando sono entrati in contatto nel modo che le avevo prescritto, dapprima si è sentita tesa, poi si è rilassata, tanto che il piacere ha prevalso sulla paura e sul dolore, che non ha provato.

Continuiamo, seduta dopo seduta, ad aggiungere ogni volta una micro-penetrazione in più, mantenendo naturalmente il divieto di arrivare al rapporto completo, e nel susseguirsi degli incontri dolore e paura sembrano sempre più lasciare il posto a sensazioni piacevoli, fino alla settima seduta, nella quale la donna esordisce, con tono timidamente compiaciuto, dicendo: «Sono riuscita ad avere un rapporto completo. Quattro volte! Ed è andata bene». Mi riferisce, con aria divertita, di aver compreso che il mio divieto di andare oltre aveva in realtà il significato di farla andare oltre, non volontariamente, ma spontaneamente.

Il cambiamento, in ultima analisi, viene prodotto nel processo, per cui, fase dopo fase, si accumula, si accumula, si accumula... finché tutto crolla.

Selezionare la tipologia di cambiamento da applicare

Riassumendo per ridefinire, il cambiamento può essere catastrofico, graduale e geometrico esponenziale. Nel primo caso mi comporto come Achille che mostra la sua grande virtù con l'atto eroico, e il cambiamento è immediato. Nel secondo eseguirò un lavoro più certosino, fatto di piccoli e graduali cambiamenti, fino ad arrivare all'obiettivo; nel momento stesso in cui faccio il primo passo, so già dove questo mi porterà, con la strategia di «Mettere il piede nella porta per farsi spazio con tutto il corpo». Nel terzo caso, applicherò un'intelligenza strategica più sottile, che mi consentirà di aggirare la resistenza al cambiamento introducendo il minimo cambiamento che però andrà a innescare una reazione a catena.

Appare evidente che tra il primo e il secondo tipo di cambiamento c'è una notevole differenza; ma tra il primo e il terzo? Da un punto di vista osservativo, emerge che il primo è più rapido del terzo, il quale si avvicina con rapidità al *saltus*, però non produce un'esplosione catastrofica. L'effetto valanga utilizza le caratteristiche del sistema e introduce un cambiamento minimo ma talmente ben mirato da innescare una reazione a catena che porterà al grande cambiamento. In un caso, un atto potente e diretto conduce a un grande effetto, nell'altro una piccola azione, attraverso una sequenza in accelerazione, porta al grande cambiamento. Il cambiamento catastrofico, usando una metafora differente, è l'atto eroico di Alessandro Magno che, con la sua sagacia, audacia e abilità, distrugge l'avversario imponendo la propria forza, mentre il cambiamento esponenziale è rappresentato dal saggio stratega cinese la cui più piccola mossa apparentemente non conta niente ma innesca un processo attraverso il quale il nemico si autodistrugge.

In relazione all'obiettivo che ci poniamo e alla tipologia di resistenza al cambiamento del soggetto, potremo decidere o pensare quale dei tre tipi di cambiamento può essere più idoneo ed eventualmente saltare in modo flessibile dall'uno all'altro, anche durante lo stesso processo di cambiamento, in relazione alle risposte del sistema: di nuovo, il principio di autocorrezione. Tuttavia, possiamo affermare in base alla applicazione empirica e alla tipologia di logica che: A) Il cambiamento catastrofico calza alle situazioni in cui le persone non siano in grado di collaborare anche se vorrebbero il processo di cambiamento, poiché invalidate totalmente dal problema. B) Il cambiamento graduale calza alle situazioni nelle quali i soggetti siano collaborativi e disponibili a seguire correttamente le indicazioni. C) Il cambiamento geometrico esponenziale calza alle situazioni in cui i soggetti o tendano a opporsi attivamente al cambiamento oppure, a causa della loro rigidità, non siano in grado di collaborare né di boicottare.

Livelli logici e cambiamento

A questo punto, è fondamentale introdurre un'ulteriore prospettiva che ci consente di comprendere quale sia stata la maggiore evoluzione del modello, ciò che poi è diventata una regola fondamentale della terapia breve strategica. Si tratta della visione che potremmo definire gerarchica del cambiamento, che si riferisce a come questo si evolve, lungo una linea, dalla situazione presentata all'obiettivo da raggiungere.

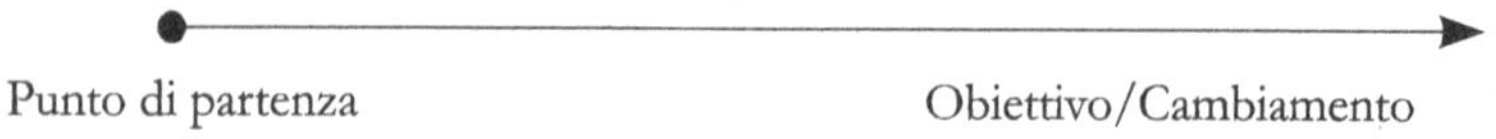

Quando studiamo il cambiamento, e quindi tutto ciò che ci conduce a mettere a punto strumenti per il cambiamento, abbiamo anche un altro tipo di prospettiva che se non viene considerata rischia di essere implicita ma è molto più influente di quanto pensiamo; noi esseri umani abbiamo la tendenza naturale a dare ordine alle cose. William James diceva che gli esseri umani sono continuamente alla ricerca di un ordine nelle cose e che, se non lo trovano, ce lo mettono, inventandolo (James, 1901). Come classifichiamo di solito le cose? Attraverso degli strumenti logico-filosofici che, anche quando crediamo di non usarli, lavorano dentro di noi, e fanno riferimento al linguaggio e alle categorie interpretative che noi utilizziamo. Il linguaggio è il primo *frame* che non possiamo sottovalutare.

In questo tipo di visione noi possiamo quindi individuare altre linee importanti: da una parte il linguaggio, che rappresento con linee verticali sulla linea orizzontale del cambiamento perché riguarda molto più l'individuo che il gruppo e si riferisce a come l'individuo vede le cose, come le interpreta e come le fa.

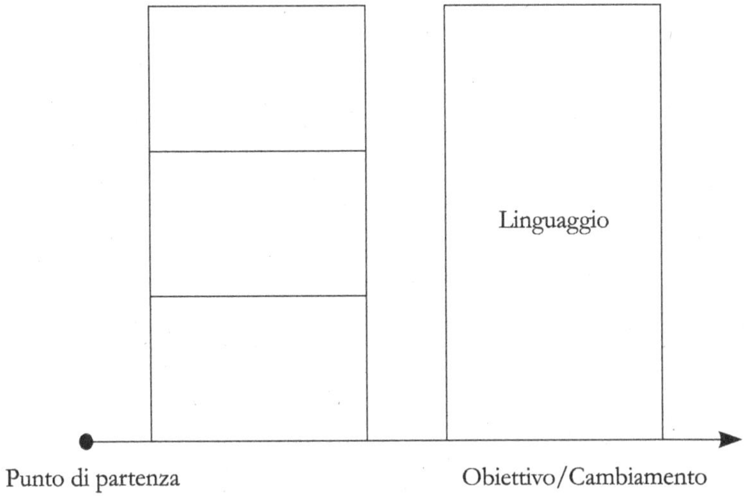

Dall'altra abbiamo i livelli logici di analisi di un fenomeno come descritto da Bertrand Russell un secolo fa e che ancora ci accompagna affermando che tutti noi, che ci piaccia o no, organizziamo i fenomeni e lo facciamo a più livelli, i livelli logici (Russell, Schilpp, 1940). Nel nostro campo specifico di problem solver o di agente di cambiamento, troviamo diversi livelli logici: un *livello esplicativo/teorico/epistemologico*, un livello che si riferisce alla *struttura*, sia dei problemi che delle loro soluzioni, ovvero le strategie, e infine abbiamo il livello delle *interazioni*, ovvero il livello dell'applicazione e dell'interazione diretta col fenomeno.

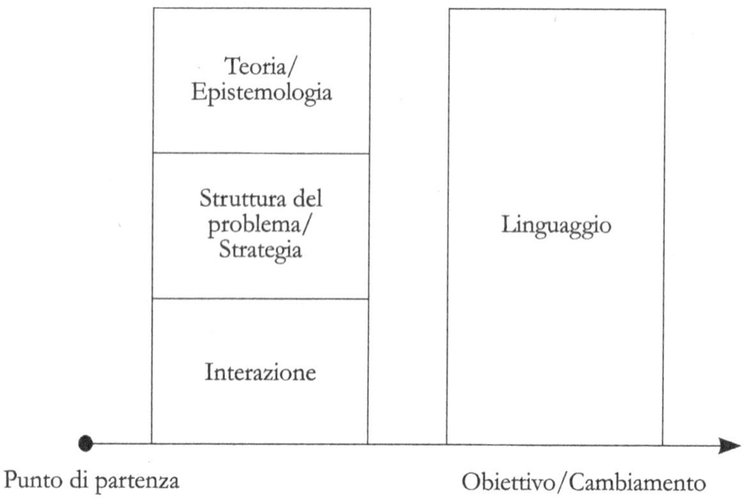

Solo nel livello dell'interazione io sono calato nella realtà e agisco in costante interdipendenza con ciò che tento di cambiare, sono «dentro». Quando lavoro sulla teoria, sulla struttura e sulla strategia sono «fuori». Dove, il più delle volte, i pensatori falliscono? Non distinguendo questi tre livelli, pensando che quando sei nell'interazione prima pensi poi agisci; qui sta l'errore, perché di fatto non c'è tempo, qui, per una sequenza di pensiero e azione, anzi: per prima cosa, agisco, sono dentro l'azione. La teoria in questo caso non mi è di aiuto, al contrario: più cerco di rifuggire nella teoria, nella spiegazione astratta, più sono incapace di agire. La struttura del problema che io voglio cambiare e la struttura della mia strategia saranno anche utili come anticipazione, ma non le posso avere dentro di me se agisco, se non come reazione talmente addestrata che mi viene naturale, spontanea. Tra questi due livelli c'è un ulteriore livello circolare, ovvero quello individuato dalle più recenti evoluzioni della nostra metodologia nella ricerca ma anche nella nostra applicazione pratica al cambiamento: «Posso conoscere un problema solo mediante la sua soluzione». Cosa significa? Che non è affatto la teoria a influenzare la conoscenza della struttura dei problemi, la quale influenza l'azione, ma esattamente l'opposto: è la scoperta attraverso le soluzioni efficaci a influenzare la conoscenza della struttura dei problemi e delle soluzioni, la quale a sua volta influenza la teoria e l'epistemologia, in una costante causalità circolare di azione, interazione e conoscenza della struttura del problema e della sua soluzione. Quando io scopro attraverso una soluzione che posso replicare nei casi di problemi dello stesso tipo anche su persone differenti, questa soluzione mi spiega il problema (Nardone, Watzlawick, 1990; Watzlawick, Nardone, 1997). Questo è un vero *saltus* metodologico.

Logica del cambiamento e metodologia di ricerca: dallo studio dei problemi allo studio delle soluzioni

Quando ho cominciato a lavorare in ambito clinico con la mia formazione di logico e di filosofo della scienza e al tempo stesso con la preparazione di psicologo ricercatore, quindi con la metodologia di ricerca tipica delle scienze psicologiche e mediche, mi sono occupato in modo particolare della paura. Non si tratta solo di una patologia, ma di un fenomeno reale del quale tutti siamo dotati perché è la nostra percezione più radicale e la nostra emozione più importante. La paura ha come derivati in ambito clinico tutta una serie di disturbi fobici: dalla semplice paura fino a diventare una sensazione, una emozione invalidante come il panico. Secondo una logica e una epistemologia di tipo lineare, razionalista e – diremmo noi – illusoria, dovremmo studiare la paura – nel nostro caso il cambiamento della paura, ovvero il trattamento dei disturbi fobici – partendo dalla teoria, analizzando quindi la struttura per poi arrivare all'azione.

Quando, più di vent'anni fa, ho cominciato a studiare questo tipo di problemi e già mi ero formato a Palo Alto sotto la supervisione dei miei maestri J. Weakland e P. Watzlawick, l'idea è stata completamente rovesciata: invece di studiare tutto quello che viene detto sulla paura e sui disturbi fobici, cioè le teorie sulla paura, compiamo un'operazione completamente diversa. Cominciamo a pensare come funziona realmente o come posso farla funzionare introducendo un tipo di cambiamento, per far sì che una persona superi la sua paura. In questo caso, la paura è intesa come qualcosa di invalidante, non come percezione, perché la paura come percezione è necessaria: guai a toglierla! Come potevo indurre nelle persone, attraverso tecniche particolari, manovre psicologiche, la capacità di superare le loro paure? Attraverso la sperimentazione mi è stato possibile evidenziare che di fronte a certi tipi di disturbo funziona una certa tecnica; è evidente, come già sostenevano gli antichi, che «la paura guardata in faccia si trasforma in coraggio, la paura evitata diventa panico». Allora devo fare in modo che la persona si confronti con la paura, e non che scappi da essa. Questo è facile da dire, difficile da realizzare; comincerò a fare sì che la persona si confronti con la paura in modo solo fantastico. Prescrivo che si chiuda per un tempo determinato, mezz'ora, da sola in una stanza, carichi una sveglia, abbassi la luce, e la invito a calarsi volontariamente e deliberatamente in tutte le sue peggiori fantasie: «Immagina la situazione di paura. Ti ci cali e ti lasci andare a tutto quello che ti viene da fare; se ti viene da strillare, da urlare, da piangere, fallo. Quando la sveglia suonerà, la staccherai e stop, tornerai alla tua giornata normale» (Nardone, 1993, 2000).

Questa è una tecnica sperimentata per far sì che le persone, senza che se ne rendano conto, facciano un'esperienza percettiva nuova, consistente nel cercare la paura, e cercare di esasperarla, di aumentarla. La paura non arriva, anzi, o arriva e viene sedata, o la mente si rifiuta di andare lì, va altrove e le persone tornano e dicono: «Non sono stato capace di eseguire questo compito perché più mi calavo nella paura, meno la paura veniva, anzi mi rilassavo, anzi la mia mente andava verso cose felici». Allora io spiego loro: «Questo era ciò che volevo provocare in te: farti sentire – non capire, sentire in modo esperienziale – che il miglior modo per azzerare una paura è cercare volontariamente di aumentarla»; usare lo stratagemma dello *spegnere il fuoco aggiungendo la legna* (Nardone, 2003b). «Ora puoi cominciare ad addestrarti a questa cosa, quindi durante l'arco della giornata ogni tre ore (alle 9, alle 12, alle 15, alle 18, alle 21) ti cali volontariamente per cinque minuti nella tua paura, senza più isolarti. Alle 9 guardi l'orologio e per cinque minuti pensi volontariamente alle tue peggiori paure. E succederà come è già successo in quella mezz'ora: più la cerchi, meno la trovi. Se dai la caccia ai tuoi fantasmi, i tuoi fantasmi non la danno a te» (Nardone, 1993, 2000). Le persone tornano dopo un paio di settimane e di solito hanno avuto le stesse esperienze ma indirettamente. Ecco il cambiamento, l'autoinganno: senza che nessuno glielo abbia prescritto, poiché cominciano a sentire che possono gestire la paura si espongono a cose che magari prima evitavano per paura. Cominciano ad affrontare di più la vita finché – terza fase, e qui si arriva al *saltus* – si insegna loro: «Ogniqualvolta hai paura di fare qualcosa, prima cerca di immaginare la tua peggiore fantasia rispetto a quella cosa. Sposti la paura prima, la azzeri, poi vai a fare la cosa. Se la paura arriva, guardi l'orologio e la aumenti per ridurla». Ecco ancora la logica paradossale: si spegne il fuoco aggiungendo la legna. Le persone scoprono che così sono capaci di gestire la paura e recuperano completamente la qualità di vita. Questa tecnica messa a punto sui primi casi, viene applicata a moltissimi casi di disturbi fobici dello stesso tipo. Le tipologie, infatti, si ripetevano, ma in persone molto differenti, di ceto elevato come molto basso, persone di grande cultura come persone ignoranti, in situazioni e condizioni molto differenti.

A questo punto dall'interazione spicciola, quella che non piace ai filosofi, io posso passare al livello della struttura della soluzione, ma la struttura della soluzione che funziona su tanti casi differenti mi spiega anche la struttura del problema, ed è l'unica spiegazione tecnologicamente valida. È questo processo che ha permesso agli esseri umani di fare le scoperte più grandi: individuare ciò che funziona nel produrre un cambiamento strategico deliberato; riuscire ad applicarlo a fenomeni dello stesso tipo e, in virtù di questo, conoscere quei fenomeni. Qual è allora il cambiamento metodologico radicale? Il fatto che io conosco i problemi attraverso la loro soluzione, attraverso il cambiamento, e non che conosco le soluzioni grazie alle mie conoscenze precedenti. Il metodo ipotetico-deduttivo viene completamente rovesciato a favore di un metodo costitutivo-deduttivo, dove io costruisco la soluzione, e la soluzione che funziona mi farà costruire la conoscenza del problema, e non viceversa. A questo punto, tra struttura della soluzione/struttura del problema e interazione della soluzione si stabilirà un rapporto circolare perché chiaramente quando arrivo a conoscere un problema mediante la sua soluzione e sposto questa conoscenza al livello della struttura del problema, avrò una conoscenza che mi permetterà di migliorare la soluzione, di affinarla. A vent'anni di distanza dal primo protocollo di trattamento dei disturbi fobici pubblicato nel 1988, infatti, i modelli di trattamento si sono molto evoluti e migliorati, efficacia ed efficienza sono state esaltate, come pure il rigore. Questo è un esempio di metodologia strategica avanzata.

A livello di tipologie di cambiamento, ci sono alcuni casi in cui dobbiamo fare un «*saltus* catastrofico», usando quindi una manovra più eroica, una tecnica più manipolatoria, più suggestiva; con altri casi usiamo più una sequenza di fasi, mentre con la maggioranza usiamo un «effetto valanga», consistente nell'introdurre nel sistema un piccolo autoinganno come nella tecnica della *peggiore fantasia* (Nardone, 1992, 2000, 2003a), in modo che il sistema parta piano, acceleri e acceleri, fino ad arrivare al punto di rottura, e lì avviene il *saltus*. La rottura di un equilibrio disfunzionale porta alla costruzione di un equilibrio funzionale. Sul piano del metodo l'esempio della paura può essere utilizzato in qualunque tipo di circostanza o sistema; la cosa più importante è tener presente che il cambiamento è sulla linea orizzontale, i livelli logici sulla linea verticale. È chiaro che nella struttura della soluzione, così come nella sua applicazione, agisce sempre anche il linguaggio, ovvero la tipologia di comunicazione che mi permette di applicare la strategia. In effetti, quello che è il bisturi per il chirurgo per un terapeuta o un problem solver è rappresentato dalla sua capacità di comunicare in maniera persuasoria. Di nuovo, chiamiamo in causa Gorgia, Protagora, Antifonte, i nostri antichi maestri, poiché, come è rappresentato nel grafico, se ai livelli della teoria e della soluzione il linguaggio adottato è quello della descrizione, il livello dell'interazione è quello dell'ingiunzione. Come li chiama John Austin, il linguaggio «constativo» e il linguaggio «performativo»: il primo rappresenta la tipologia di comunicazione atta a descrivere i fenomeni a livello esplicativo; il secondo è la tipologia di comunicazione atta a intervenire sui fenomeni e indurre il cambiamento (Austin, 1962).

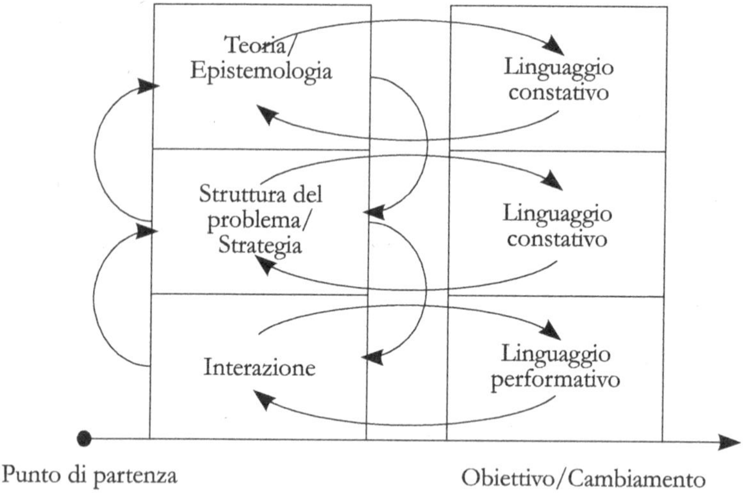

Capitolo 4

Cambiamento e linguaggio performativo

> I pensieri di un autore devono entrare nell'anima, come la luce negli occhi, con piacere e senza sforzo;
> le metafore devono essere come un vetro che protegge gli oggetti, ma che li lascia vedere.
>
> Voltaire, *Il superfluo è necessario*

> Bisogna mettersi nei panni di coloro che devono ascoltarci e saggiare sul proprio cuore l'effetto che farà il giro che si darà al discorso, per vedere se l'uno è fatto per l'altro e se si può star certi che l'uditore sarà come forzato ad arrendersi.
>
> Pascal, *Pensieri*

Poiché gran parte della nostra possibilità di esercitare una qualche forma di influenza sull'interlocutore si gioca spesso nei primi minuti di interazione e, direbbe Oscar Wilde, «solo i superficiali non giudicano dall'apparenza» (Wilde, 1986), i primi elementi comunicativi da considerare si riferiscono non tanto al canale verbale quanto piuttosto alla comunicazione non verbale statica. Mi riferisco con questa espressione a tutti i fattori strettamente legati al nostro apparire estetico, ossia la pettinatura, il modo di vestire, gli accessori che portiamo. Tali fattori costituiscono l'immagine che diamo di noi e che andrà continuamente adattata in relazione alla percezione che gli altri hanno di noi. Di qui, l'importanza di prestare la massima attenzione ai feedback che questi ci rimandano nel corso delle interazioni quotidiane. Ad esempio è importante evitare di mostrarci eccessivamente omologati a uno specifico look, poiché l'eccesso di precisione, fino ad arrivare alla perfezione, non solo non piace ma spesso infastidisce e crea irrigidimento nell'altro. Se, al contrario, inserisco nel mio stile qualcosa di dissonante, di originale, ciò colpisce e aiuta a catturare l'attenzione dell'altro, poiché i piccoli contrasti notoriamente suscitano fascinazione e curiosità.

Un secondo insieme di fattori (Nardone, 1991; Nardone, Mariotti, Milanese, Fiorenza, 2000; Nardone, Loriedo, Zeig, Watzlawick, 2006) attiene alla comunicazione non verbale dinamica che, in questo caso, si riferisce a un'armonia di sei fattori fondamentali che precedono la comunicazione verbale e la accompagnano per tutto il resto dell'interazione.

In primo luogo, lo sguardo e il contatto oculare; è uno degli strumenti più potenti che possediamo e non andrebbe mantenuto per tutto il tempo dell'interazione ma dovrebbe essere intervallato da momenti nei quali lo sguardo va altrove, per poi ristabilire il contatto, in una continua fluttuazione che indurrà l'altro a inseguire il nostro sguardo, con una conseguente sensazione di soggezione psicologica. Attraverso il gioco di sguardi, l'interlocutore sarà strategicamente posto in posizione one-down e noi in posizione one-up, senza che abbiamo fatto apparentemente nulla per ottenerlo.

Altro fattore da considerare riguarda l'utilizzo del corpo: la nostra postura, così come i movimenti, il modo di gesticolare, l'orientamento del corpo, dovranno essere improntati alla morbidezza e all'elasticità, evitando di apparire rigidi, altrimenti ci tornerebbero indietro diffidenza e rifiuto piuttosto che collaborazione. A sua volta, il corpo dovrà muoversi in perfetta armonia con lo sguardo e la mimica facciale, evitando di invadere lo spazio prossemico dell'altro.

A proposito della mimica facciale, risulta importante annuire in segno di accordo con ciò che l'altro dice, cercando di provocare in lui lo stesso tipo di risposta non verbale. La reciprocità di «ammiccamenti» ha infatti molta parte nel creare un buon rapporto, incrementando la possibilità di un accordo finale. Allo stesso modo, il sorriso, se ben calibrato e utilizzato nei modi e nei tempi opportuni, è un notevole predittivo e rafforzativo di alleanza, ossia una sorta di suggello di una prima forma di accordo, quindi si dovrà evitare di utilizzarlo troppo presto, altrimenti apparirà artificioso e ingannevole.

Timbro, tono, volume della voce dovranno essere in armonia con il resto, in modo che la somma di tutti gli elementi possa generare una sorta di melodia musicale. Per esempio, se mi siedo rilassato sulla sedia, il timbro e il tono della voce dovranno essere altrettanto morbidi, altrimenti, usando per esempio un tono concitato, sarei troppo dissonante con il resto suscitando diffidenza nella persona che mi sta di fronte.

Passando alla comunicazione verbale (Nardone, 1991; Nardone, Mariotti, Milanese, Fiorenza, 2000; Nardone, Loriedo, Zeig, Watzlawick, 2006; Škorianec, 2000), che naturalmente si intreccia con quella non verbale, nel modello di problem solving strategico il linguaggio che andiamo a utilizzare, come già indicato, sarà di tipo *ingiuntivo-performativo*, che è poi il linguaggio tipico dell'influenzamento, in quanto non descrive, come quello *descrittivo-indicativo*, ma prescrive, inducendo a eseguire azioni e a sperimentare sensazioni. La parola coincide con l'effettuazione di un'azione e i cosiddetti « atti linguistici performativi » hanno il proposito di creare letteralmente nuove realtà laddove la situazione lo richieda. A questo scopo non si utilizzano spiegazioni ma si passa attraverso l'esperienza, resa possibile grazie alle tecniche di suggestione, alle ambivalenze, agli espedienti comunicativi e comportamentali, che ci aiutano a far sì che, in prima istanza, la persona cambi senza rendersene conto. Diversamente, come già chiarito, per la naturale tendenza all'omeostasi di ogni organismo vivente, la tendenza sarebbe quella di resistere al cambiamento.

La tecnica che, dal mio punto di vista, rappresenta meglio la comunicazione strategica di tipo evoluto è il dialogo strategico, che ha il pregio, se ben condotto, di consentirci al tempo stesso, durante un singolo incontro, di definire il problema in tempi molto ridotti, di aggirare completamente le resistenze al cambiamento e di provocare l'*esperienza emozionale correttiva* che porterà a un cambiamento. In ogni caso, come descritto più in dettaglio (Nardone, Watzlawick, 1990; Nardone, Salvini, 2004; Nardone, 2005; Nardone, Portelli, 2005; Nardone, Watzlawick, 2005), le domande a illusione d'alternativa, le parafrasi, le immagini evocative, il riassumere per ridefinire faranno scoprire alla persona sensazioni differenti nell'ambito di un processo persuasorio in cui arriverà gradualmente a riconoscersi nel nuovo punto di vista proposto dal persuasore ma, cosa fondamentale, pensando di esserci arrivata da sola. Come afferma Pascal, « di solito siamo meglio convinti dalle ragioni che troviamo da noi stessi, che da quelle che ci provengono dagli altri ».

Una volta che la persona arriverà a esporre le conclusioni alle quali ritiene di essere giunta da sola, al persuasore non rimane che mostrarsi d'accordo con la prospettiva proposta. Ciò culminerà nell'accordo conclusivo, che è il punto di arrivo di ogni processo di persuasione, quando l'interlocutore arriva ad affermare ciò che noi avremmo voluto sentirgli dire.

A questo punto, dalla comunicazione verbale *performativa* si può passare a una comunicazione verbale direttamente *ingiuntiva*, proponendo concrete indicazioni di e per il cambiamento. Le prescrizioni saranno solo la naturale conseguenza del processo precedentemente effettuato, per cui, se abbiamo lavorato bene, la persona ci seguirà con la sensazione di stare facendo ciò che aveva sempre desiderato fare.

In riferimento al linguaggio ingiuntivo, ovvero a quello che non spiega ma induce a fare, credo che rappresentativa sia la prescrizione applicata quando abbiamo un paziente ossessivo-compulsivo che deve controllare più e più volte di aver fatto una data azione per rassicurarsi ma che, controllo dopo controllo, diviene schiavo del rituale, che da rassicurante diventa una gabbia. In casi di questo tipo di solito ingiungo alla persona: «Di qui alla prossima volta che ci rivedremo, ogni volta che le viene da mettere in atto il suo rituale, lo farà cinque volte, né una volta di più né una volta di meno; può non farlo, ma se lo fa una volta lo farà cinque volte, né una volta di meno né una volta di più. In altri termini, ogni volta che le verrà da controllare di avere fatto bene qualcosa, se controllerà una volta controllerà cinque volte, né una volta di più né una volta di meno; può non farlo, ma se fa uno fa cinque». Questo è un linguaggio ingiuntivo, che induce a fare un'esperienza che condurrà a una scoperta. Riprendendo ancora Pascal, il più grande persuasore su vasta scala della storia, a proposito del linguaggio: «Chi si persuade da solo, si persuade prima e meglio». Non si tratta di introdurre forzatamente qualcosa che farà cambiare, ma fare in modo che il sistema inneschi autonomamente da sé quel qualcosa che porterà a cambiare. Il passaggio è dalla manipolazione diretta all'induzione di autoinganni percettivi; indurre a sentire differentemente, non costringere a farlo. Questa è anche la nostra evoluzione da un approccio strategico più manipolatorio, con massiccio ricorso alla prescrittività, degli anni '85-'95, a un approccio strategico basato su autoinganni, su una comunicazione più sottile che induca le persone a fare nuove esperienze concrete senza la loro diretta prescrizione. Il cambiamento deriva dalla scoperta che la persona fa in prima persona, senza essere forzato. Ogni forzatura incrementa la resistenza al cambiamento invece che facilitarlo. Tuttavia ancora oggi, quando il metodo più «soft» non funziona, torniamo a usare le tecniche più «hard». Flessibilità e adattabilità sono caratteristiche fondamentali di un modello strategico evoluto.

Logica di problem solving e linguaggio rappresentano le due anime dell'approccio strategico; non esiste problem solving strategico senza linguaggio strategico, non esiste linguaggio strategico senza problem solving strategico. Due facce della stessa medaglia che vanno accordate, così da creare una sorta di danza dove il cambiamento non sia solo possibile ma inevitabile.

Capitolo 5

Apprendimento

Tutto va imparato non per esibirlo, ma per utilizzarlo.
G.C. Lichtenberg, *Libretto di consolazione*

Se i giovani sapessero che prestissimo diventeranno semplici fasci di abitudini, farebbero più attenzione a quello che fanno quando il loro futuro è ancora plasmabile.
William James, *Principles of psychology*

Un aspetto troppo spesso trascurato nella tradizione strategica è quello relativo al concetto di apprendimento. Gli strategici infatti si sono occupati prevalentemente di cambiamento, opponendosi ai cognitivisti e ai comportamentisti che invece hanno costantemente fatto riferimento alle teorie dell'apprendimento per i loro approcci terapeutici.

Dal mio punto di vista, cambiamento e apprendimento sono intercambiabili, nel senso che per introdurre un cambiamento c'è bisogno di introdurre un'alterazione dell'equilibrio, ma se voglio che il cambiamento persista, è necessario che vi sia anche un apprendimento. Per stabilire un'omeostasi funzionale che si sostituisca alla omeostasi disfunzionale, nei fatti, c'è bisogno di entrambi. Differentemente da quanto ho scritto in un mio libro dieci anni fa, occorre mettere insieme Cartesio e Pascal perché Pascal da solo non basta, Cartesio da solo non cambia nulla. Pascal è il maestro della persuasione e del cambiamento, come Cartesio lo è dell'esercizio e dell'apprendimento.

Negli ultimi dieci anni, non a caso, anche il mio lavoro clinico si è evoluto, nel senso che di solito faccio non più di cinque, sei sedute consecutive a distanza di due settimane, per poi fissare appuntamenti a un mese, due mesi, tre mesi, sei mesi, un anno. I follow-up sono parte integrante della terapia perché costituiscono l'apprendimento che consente di costruire, una volta rotta l'omeostasi patologica, una nuova omeostasi sana.

Quello che in principio rende difficile il cambiamento, ovvero la caratteristica di tutti i sistemi a resistere al sovvertimento del loro equilibrio, ci facilita, una volta ottenuto lo sblocco, nella costruzione di una nuova e persistente forma di omeostasi. Difatti, una volta ottenuto il cambiamento, basta che la persona ripeta per un certo numero di volte il nuovo copione appreso perché questo diventi naturale. Pensiamo al fobico che ha sempre evitato per paura di stare male: se io lo conduco a ripetere per qualche mese l'esperienza di successo nell'affrontare una data cosa, dopo qualche mese quell'esperienza di successo diventa spontanea e naturale, il vecchio modello viene inibito dal nuovo modello. Una persona che soffra di un disturbo alimentare e che sia sempre a dieta restrittiva scopre, attraverso la *dieta paradossale* (Nardone, 2007b), che può mangiare quello che le piace di più non solo senza aumentare di peso, ma mantenendo il proprio; dimagrisce fino ad arrivare al giusto peso, poi lo mantiene. Questa è la frontiera tra gli approcci di tipo behavioristico e gli approcci di tipo strategico: quelli di tipo strategico sono orientati al cambiamento, quelli di tipo behaviorista all'apprendimento. Dal mio modesto punto di vista le due cose sono solo le due facce della stessa medaglia.

Anche nel caso dell'apprendimento, come accade per il cambiamento, possiamo distinguere tre tipologie fondamentali.

Apprendimento graduale/differenziato

L'apprendimento graduale consiste nell'insegnare alla persona tutto ciò che deve imparare cominciando dai preliminari, per poi in maniera soft inserire piccole difficoltà fino all'ultimo step, il raggiungimento dell'obiettivo. Si tratta del tipo di apprendimento cui siamo abituati; un apprendimento per accumulazione di conoscenza ed esperienza. Il tratto essenziale è far conoscere facendo sperimentare consapevolmente le varie fasi del processo di apprendimento.

Questo è anche il tipo più utilizzato a livello scolastico.

Apprendimento a effetto scoperta

L'apprendimento che io definisco *a effetto scoperta* spesso si innesca durante quello graduale: io studio una cosa, la sperimento, e mentre la sperimento «mi viene». Si tratta dell'esperienza percettiva che mi fa compiere il salto di livello, di qualità, saltando di colpo tanti step dell'apprendimento.

Se ho di fronte una persona che ha difficoltà ad apprendere, posso utilizzare anche in questo caso una sorta di esperienza emozionale correttiva, ovvero, durante le fasi della sperimentazione di ciò che voglio che impari, costruisco delle piccole trappole esperienziali per fargli scoprire capacità che pensava di non avere o fargli superare eventuali blocchi. In altri termini, non dico alla persona che voglio che provi quella cosa, ma dico «Fai questo, questo, questo e questo», lei esegue finché compie un'esperienza che le consente di scoprire qualcosa di nuovo. Anche in questo caso, come per il cambiamento, si può parlare di un effetto catastrofico, laddove porto la persona a superare il blocco perché la «costringo» a compiere una scoperta. Questo tipo di apprendimento calza alle situazioni sportive o artistiche, in cui il «maestro» o coach deve condurre l'atleta a superare i limiti che non gli permettono di esprimere al meglio le proprie risorse e i propri talenti.

Apprendimento globale o sistemico

L'apprendimento d'insieme o sistemico avviene quando, un po' come nell'effetto valanga, inizio a insegnarti i pezzi di quello che devi imparare, poi te li faccio mettere insieme, e tu scopri che l'insieme è molto più della somma delle singole parti. Tutti hanno imparato prima l'alfabeto, poi a scrivere le parole; le frasi e le parole sono molto più delle singole lettere. Usando un'altra metafora, quando abbiamo imparato a nuotare dapprima ci hanno insegnato a stare a galla, poi a battere i piedi, poi a muovere le braccia, e tutti questi elementi insieme dando vita a un'armonia che è molto più della somma delle parti. La somma delle parti diviene l'insieme, e l'insieme è molto più della somma delle parti. È ciò che in chimica viene definito «qualità emergente», ovvero l'effetto sommatorio che crea una nuova sostanza completamente differente da quelle che l'hanno originata. L'esempio più calzante è l'acqua, che è l'effetto della sintesi tra idrogeno e ossigeno ma non ha niente di simile alle sue componenti e le cui qualità sono decisamente superiori.

L'apprendimento sistemico calza all'insegnamento di performance complesse e alla formazione di competenze molto elevate, che richiedono al tempo stesso controllo e spontaneità.

Selezionare i tipi di apprendimento

Dunque l'apprendimento globale-sistemico è molto simile al cambiamento geometrico esponenziale, l'apprendimento effetto scoperta funziona come l'effetto catastrofe e il cambiamento graduale ha le stesse caratteristiche processuali dell'apprendimento graduale. Tenere sotto osservazione questi aspetti è importante perché se voglio raggiungere una nuova omeostasi, questa deve corrispondere a un cambiamento persistente, senza ricadute e, nel contempo, a un apprendimento che diviene acquisizione. So fare quello che prima non sapevo fare. Partendo dalla resistenza iniziale, che è una persistenza basata sulla omeostasi che l'organismo tende a mantenere, posso di volta in volta privilegiare un percorso di cambiamento diretto o un percorso di apprendimento che porterà comunque a un cambiamento. L'idea dell'apprendimento disgiunto dal cambiamento è solo un'idea illusoria perché il cambiamento è inevitabile, essendo insito in ogni sistema vivente; se io insegno qualcosa a qualcuno, quando l'avrà imparata sarà cambiato.

Cambiamento e apprendimento quindi non sono in contraddizione ma in sinergia. Quello che fa la differenza è individuare se in un sistema sia più funzionale introdurre un cambiamento diretto o una serie di apprendimenti che in sinergia produrranno il cambiamento. Facciamo un esempio: se un top manager mi chiede un intervento nella sua azienda per gestire una situazione difficile, sarà molto più facile lavorare sull'apprendimento. Programmerò una formazione che produrrà il cambiamento piuttosto che introdurre direttamente il cambiamento perché, nel momento in cui dovessi dire al manager che il sistema va curato, cambiato, questi opporrebbe resistenza. L'opposto accadrà con un paziente con una patologia radicata; non possiamo proporgli un apprendimento ma optiamo per un cambiamento diretto che presupporrà poi una fase di apprendimento. In entrambi i casi l'obiettivo è cambiare l'omeostasi, la persistenza, aggirando la naturale resistenza al cambiamento. Una volta introdotto il cambiamento, se vorrò realizzare un'omeostasi «cartesianamente», dovrò mantenere per un certo periodo di tempo quello che è cambiato sotto forma di apprendimento finché diventerà spontaneo.

La terapia breve diventa una terapia breve per certi aspetti a lungo termine, nel senso che il cambiamento terapeutico lo ottengo in tre, quattro, cinque sedute, sei, sette, dieci al massimo ma, perché la nuova omeostasi si mantenga, è necessario effettuare, a distanza di tempo sempre maggiore tra una seduta e l'altra, un periodo di follow-up di circa un anno, durante il quale io seguo l'apprendimento finché questo diventerà acquisizione. La spontaneità, un mito inossidabile, altro non è che l'ultimo apprendimento che diventa acquisizione attraverso l'esercizio reiterato. La nuova omeostasi deriverà dal cambiamento consolidato attraverso la ripetizione delle abilità apprese che diventeranno acquisite o, viceversa, da un apprendimento che produce un cambiamento reiterato fino a diventare nuova acquisizione. Non esiste cambiamento persistente senza che ci sia stata un'acquisizione, non esiste apprendimento persistente senza che ci sia stato un salto di qualità, un cambiamento reiterato nel tempo fino a diventare una nuova omeostasi. Questo significa che il nuovo copione percettivo-reattivo deve essere ripetuto per un certo periodo di tempo; una singola esperienza non basta. Ai fobici radicati non è sufficiente avere una esperienza emozionale correttiva, devono ripeterla perché si consolidi; alla vittima del bullismo non basta ribellarsi una volta, deve stabilire un nuovo copione in modo che lo rispettino. Non basta che l'ossessivo-compulsivo cessi qualche volta di eseguire una compulsione; deve cessare del tutto e per sempre.

Qui si individua una differenza sostanziale tra il mio lavoro e quello dei miei maestri e dei maestri dei miei maestri, ovvero tutta la scia della scuola di Palo Alto (Nardone, 1997). Tutti i nomi più famosi della terapia breve ritenevano, fino agli anni Novanta, che la terapia potesse essere suddivisa in tre fasi fondamentali: l'inizio del gioco, in cui cerchi di coglierne le regole, l'applicazione della strategia che sblocca il circolo vizioso e la chiusura del gioco. Questo sulla base di un *pregiudizio sistemico* (Cecchin, 1990) per il quale, una volta rotto l'equilibrio omeostatico patologico, il sistema si auto-organizza spontaneamente in una omeostasi sana. Ciò che invece più frequentemente si realizza è che quando rompi una omeostasi che si è mantenuta per tanto tempo come equilibrio patologico, se introduci un nuovo equilibrio che si sostituisca al precedente, il sistema costruirà di nuovo un equilibrio patologico. Si tratta di una sorta di «abituazione» che va a ripetersi; magari i circoli viziosi precedenti non si ricostituiranno in quella direzione ma, comunque, in una molto simile. Tale effetto collaterale della terapia può essere evitato solo a patto che si guidi la persona a costruire un nuovo equilibrio, rendendola consapevole delle proprie risorse, di come il cambiamento è avvenuto, di come può imparare a cavalcarlo; un cambiamento che diviene apprendimento. Le tre fasi della terapia allora diventano quattro: una fase nella quale si interviene per conoscere; una seconda fase in cui si mettono in atto le azioni terapeutiche per produrre l'esperienza emozionale correttiva; una terza fase, il consolidamento e l'apprendimento della fiducia nelle proprie capacità personali, in cui il cambiamento diventa acquisizione; questa è la fase più lunga della terapia, quella se vogliamo, un po' più cognitiva che strategica, che guida a rendersi conto di come il cambiamento è avvenuto, e come la persona disponga delle risorse e delle capacità per riprodurlo anche in altre situazioni.

Una volta realizzato questo, possiamo arrivare alla quarta fase, non meno importante, che è la chiusura dell'intervento terapeutico, ovvero quando si deve ridare alla persona la completa responsabilità della gestione di sé perché si senta autonoma e indipendente dal terapeuta e confidi nelle proprie risorse. Anche quando abbiamo realizzato una terapia in tempi brevi – sette sedute – e abbiamo fatto bene il nostro lavoro, è molto importante, per mettere la cornice al quadro realizzato, fare in modo che la persona abbia la piena sensazione di essere capace di fare da sola, altrimenti il rischio di ricadute è una profezia che si autorealizza. Pertanto, rispetto alla terapia breve tradizionale, il modello strategico evoluto, come anticipato, diviene apparentemente più prolungato, poiché da tre fasi si passa a quattro ma, se andiamo a vedere la tempistica reale relativa a efficacia ed efficienza, in questo caso si tratta proprio di «partire dopo per arrivare prima» (Nardone, 2003b). I tempi si riducono nel senso che se realizzo bene le quattro fasi, prima di tutto ottengo una reale efficacia terapeutica, non un cambiamento che poi produrrà altri problemi; inoltre, se si opera efficacemente, lo sblocco sintomatico

Interazione tra cambiamento e apprendimento nel superamento di una patologia

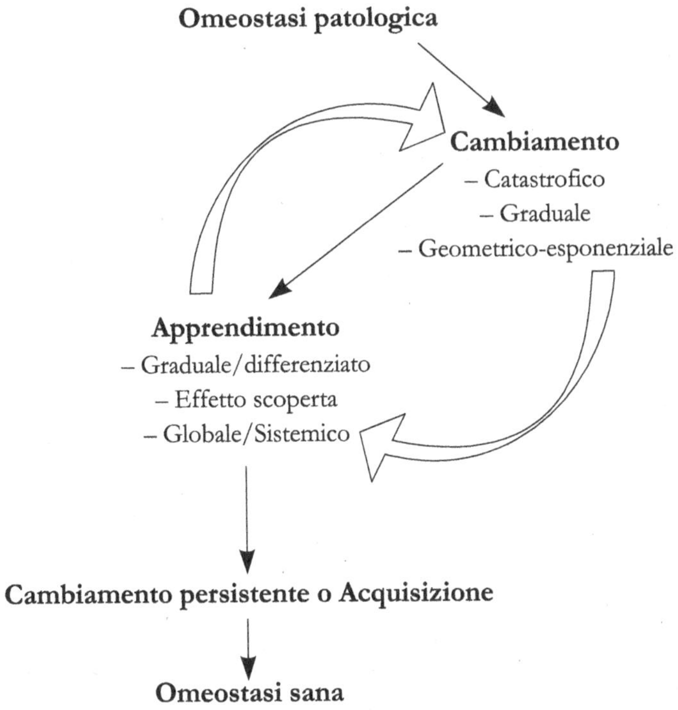

avverrà già nelle prime sedute. Ciò sta a indicare che se il cambiamento terapeutico avverrà prima, spenderemo più tempo dopo per il consolidamento e questo, in realtà, è un dispendio economico. Infine, per fare sì che una terapia efficace divenga anche un concreto apprendimento di fiducia nelle proprie risorse personali, tutto ciò che è successo terapeutico viene dichiarato come totale responsabilità del paziente, tutto ciò che è insuccesso terapeutico è responsabilità totale del terapeuta. Anche questo è curioso, perché di solito nella psicoterapia avviene esattamente il contrario: se il paziente non cambia è troppo resistente oppure non siamo andati ancora abbastanza a fondo, mentre se cambia è merito del terapeuta e della sua teoria. In questo caso, ci aiuta la logica dell'ambivalenza: paradossalmente, infatti, più diamo merito al paziente più ne otterremo stima e apprezzamento per il nostro lavoro.

Capitolo 6

Le logiche dell'ambivalenza

> Mi sento multiplo. Sono come una stanza dagli innumerevoli specchi fantastici che distorcono in riflessi falsi un'unica anteriore realtà che non è in nessuno ed è in tutti.
>
> Fernando Pessoa, *Il poeta è un fingitore*

> Il vero mistero non è l'invisibile, ma ciò che si vede.
>
> Oscar Wilde, *Aforismi*

Dopo aver esposto i costrutti fondamentali della logica non ordinaria e del cambiamento terapeutico, possiamo passare ad analizzare in dettaglio i criteri logici che permettono di usare strategicamente le ambivalenze e gli autoinganni.

Sotto l'ombrello della logica non ordinaria sono comprese tre macroaree rispetto ai criteri operativi; questo ci permette sia di conoscere che di individuare come funziona un dato problema. La differenza fra logica ordinaria e logica non ordinaria nelle applicazioni consiste principalmente nel fatto che la prima cerca lo svelamento di una determinata verità attraverso processi deduttivi, per poi indicare cosa fare per cambiare; la seconda ricorre a stratagemmi e autoinganni che inducono una diversa percezione delle cose e quindi fanno reagire differentemente alla realtà. In altri termini, nel percorso di intervento su un problema seguendo la logica tradizionale si conosce per cambiare, seguendo quella strategica si cambia per conoscere.

Vediamo ora i criteri applicativi che permettono di gestire le ambivalenze: logica del paradosso, logica della contraddizione e logica della credenza.

Logica del paradosso

Il paradosso è un'ambivalenza espressa all'unisono: all'interno di un assetto comunicativo sono presenti, allo stesso tempo, due messaggi contraddittori. È il famoso paradosso del mentitore: «Questa frase è falsa», che riprende un'affermazione del filosofo Epimenide, cretese, il quale disse che «tutti i cretesi sono bugiardi», come a dire «Io mento». Ora se dichiaro «Io mento», sto mentendo o dicendo la verità? Io sono un mentitore e dichiaro che sto mentendo; nel momento stesso in cui dico «Io mento», dichiaro nel contempo una cosa e il suo contrario.

Il paradosso è ciò che inchioda spesso le persone a non saper reagire poiché per esso non esiste una risposta corretta; ce lo conferma Don D. Jackson, il quale aveva osservato come nella famiglia con un membro schizofrenico era presente una comunicazione basata su costanti messaggi paradossali. L'errore riduttivista di Gregory Bateson è stato poi quello di farlo coincidere con il «doppio legame» (Bateson, 1956), cosa che si può ritenere vera solo nel momento in cui i due sensi contraddittori o inversi siano presenti in uno stesso messaggio nello stesso tempo, altrimenti, per esempio se esiste una successione sequenziale tra essi, non si parla più di paradosso ma di contraddizione.

Alla Scolastica risale uno dei paradossi più famosi, quello del diavolo che chiede a Dio: «Crea un macigno così grande che nemmeno tu puoi sollevarlo». Si tratta di un esempio formidabile, perché nel momento stesso in cui Dio creasse il macigno e non potesse sollevarlo non sarebbe più onnipotente, se invece non lo potesse creare non sarebbe più onnisciente.

Solo poche persone sono davvero capaci di usare il paradosso perché, per lavorare sull'immediatezza della comunicazione, bisogna avere grande capacità teatrale e grande abilità retorica; non basta capirlo, non basta saperlo, bisogna saperlo fare e questa è tutta un'altra questione.

Uno degli esempi più belli di paradosso è quello che abbiamo citato Paul Watzlawick e io in *L'arte del cambiamento* (1990). Si tratta di una notizia riportata da un giornale locale su uno strano episodio accaduto in Austria nel 1930: un giovane aspirante suicida si è buttato nel Danubio con il chiaro intento di affogarsi e la gente comincia a urlare. Di corsa, arriva un gendarme con tanto di stivaloni e cinturone con le pallottole, il quale non può buttarsi altrimenti annegherebbe; con un guizzo di genio venuto da chissà dove, questi punta il fucile contro l'aspirante suicida e gli intima: «Vieni fuori, sennò ti uccido!» L'aspirante suicida esce dal fiume. Questo è un reale paradosso.

Un altro interessante esempio di intervento paradossale che mi piace raccontare viene dalla pratica clinica e riguarda un caso di presunta psicosi. Una madre, accompagnata dalla figlia, mi viene a trovare perché ha problemi con il marito che ha una strana forma di delirio persecutorio: si sente sempre guardato e soprattutto osservato con delle telecamere quando si spoglia per andare a letto. L'uomo ha sviluppato rabbia contro tutti i vicini di casa e li aggredisce, facendo scattare querele e controquerele, accusandoli di usare delle telecamere per guardarlo mentre si spoglia, motivo per il quale la famiglia ha dovuto cambiare casa tre volte. La figlia è in analisi da dieci anni a spese del padre, mentre lui non vuole venire in terapia perché non crede nei terapeuti.

Chiedo a madre e figlia di dichiarare al padre, utilizzando uno stratagemma per indurlo a partecipare alle sedute, che sono venute da me e che farò delle cose particolari, brevi, per far smettere alla figlia di andare in analisi, così lui non dovrà più pagare. Grazie a questo trucco, l'uomo accetta di incontrarmi. Vedo ogni membro della famiglia separatamente e cerco di spiegare al padre come intendo agire. A un certo punto mi dice: «Ho letto sulla targa del suo studio che lei è uno strategico; avrei bisogno di una strategia per combattere con i miei vicini». Mi espone il problema e di come la sua tentata soluzione sia sempre stata quella di cambiare casa fino a che ha comprato un appartamento per conto proprio, separato dalla moglie. Ha scelto proprio quello perché sopra e intorno non c'era nessuno, quindi il problema sembrava risolto: nessuno poteva guardarlo con le telecamere mentre si spogliava. Tutto bene finché, qualche mese dopo, una famiglia proprietaria di un negozio dove si vendono, neanche a farlo apposta, telecamere, compra l'appartamento accanto al suo. A questo punto, il «perseguitato» escogita una nuova strategia: fa montare attorno al letto un baldacchino sopra il quale stende un grosso telo scuro così che le telecamere non lo possano riprendere; tutte le sere saluta le telecamere, si spoglia dentro il baldacchino con il telo ed esce in pigiama e vestaglia. Per fortuna ma purtroppo per lui, il mondo si evolve, e durante la guerra del Golfo, guardando la televisione, scopre che esistono delle telecamere così potenti da attraversare i muri; il telo scuro non può più funzionare. L'uomo va di nuovo in crisi e ingaggia un'acerrima battaglia con i vicini che rende necessario più volte l'intervento della polizia, con il rischio di ricovero coatto. Una situazione veramente insopportabile, insomma.

Dopo aver ascoltato questa singolare storia, lo guardo e gli dico: «Lei finora è stato veramente in gamba, ma mi stupisce che non abbia pensato a quel metodo che veniva già usato nella Seconda guerra mondiale per non farsi fotografare o riprendere dalle telecamere, impedendo così ai nemici di scoprire le proprie posizioni di difesa». Lui mi guarda incuriosito e con aria interrogativa, così continuo: «Se non vuole permettere a qualcuno di riprenderla, la strategia più efficace è sparare un fascio di luce contro le telecamere, abbagliando così l'avversario». Mi guarda in faccia e dice: «Sa che lei è proprio strategico?» A questo punto passo all'indicazione concreta: «Immagini di montare intorno al suo letto, invece del baldacchino, dei faretti, che le consiglio di comprare e sistemare con cura».

L'uomo va a casa, torna dopo due settimane e dice: «Abbiamo vinto la guerra! Ho comprato quattro fari architettonici da 200 watt l'uno per essere sicuro di abbagliarli. Li ho folgorati. Le prime tre notti, per essere sicuro che capissero qual era l'impatto di fuoco, li ho tenuti accesi tutta la notte e loro hanno capito, perché non hanno più messo le telecamere. Poi ho fatto un esperimento: ho acceso i fari per mezz'ora, giusto il tempo di spogliarmi, ma le telecamere non sono più apparse. Abbiamo vinto». A questo punto il terapeuta ingenuo commetterebbe il grave errore di dichiarare che la battaglia è vinta mentre io, usando di nuovo una comunicazione paradossale, gli dico: «Non si deve fidare. Il nemico è sempre all'erta, aspetta solo che lei volti la schiena per pugnalarla alle spalle; quindi le consiglio di mantenere l'impatto di luce mezz'ora al giorno quando si spoglia. Non si sa mai».

Torna dopo due settimane e mi dice: «Guardi che abbiamo proprio vinto. Non ci sono più state telecamere, anzi, ho fatto un esperimento: alcuni giorni non ho acceso i fari e le telecamere non sono venute fuori. Hanno capito che siamo più potenti di loro». Continuo per altre tre sedute, durante le quali lui cerca di convincermi che la guerra è vinta e il nemico sconfitto, a consigliargli di lasciare accesa l'apparecchiatura almeno una volta al giorno: «Mai fidarsi! Aspettano solo che lei abbia l'illusione di avere vinto per colpirla a tradimento».

L'ultima seduta, lui si presenta e sorridendo mi dice: «E se mi fossi inventato tutto?» Io lo guardo e gli domando: «Ma avremmo fatto tutto questo, se lei si fosse inventato tutto?» Lui mi guarda ancora sorridendo e mi risponde: «Proprio per farmi capire che mi ero inventato tutto». Questo significa che era fuoriuscito dalla percezione patologica che lo inchiodava a una reazione altrettanto patologica. Ho visto a distanza di tempo quest'uomo: non ha più avuto ricadute, anzi, ha chiesto scusa a tutti i vicini, portando loro dei doni per farsi perdonare.

Logica della contraddizione

Se affermo una cosa e successivamente la nego, non si tratta più di un paradosso ma di una contraddizione. La logica della contraddizione è molto, molto più frequente, sia nella realtà quotidiana che in quella terapeutica: nella vita quotidiana siamo molto più contraddittori che paradossali perché il più delle volte diciamo di fare una cosa poi ne facciamo un'altra, o vorremmo fare una cosa e poi ne facciamo un'altra, in successione piuttosto che al tempo stesso. «Tu hai ragione, ma io la penso diversamente» è un *doppio legame* (Bateson, 1956) che, esprimendo l'ambivalenza in successione, rientra nella logica della contraddizione.

Una delle affermazioni contraddittorie più belle, che si trova nella letteratura specializzata sul linguaggio poetico, è: «La ridondanza è un dispendio economico»; è veramente così, perché chi conosce il linguaggio ipnotico sa che la ridondanza non è ripetizione, perché accorcia i tempi per ottenere dei risultati. Già nella retorica antica si distingueva il paradosso dall'ossimoro, che è una forma di antilogia contraddittoria.

Entrando nella pratica clinica, immaginiamo la persona che ha paura e che chiede continuamente rassicurazione alle persone intorno a sé; riceve rassicurazione e lì per lì si sente salva ma, rassicurazione dopo rassicurazione, si sente sempre meno in grado di fare da sola. Così più riceve rassicurazione, più si sente insicura. L'intervento dovrà essere qualcosa di contraddittorio che spezzi la contraddizione, e con questa logica è stata costruita la famosa ristrutturazione della *Paura dell'aiuto*. «Io so che in questo momento non è in grado di smettere di chiedere rassicurazioni, ma lei sa che ogni volta che chiede rassicurazione e la riceve lì per lì si sente salvo, protetto, ma dopo il suo senso di incapacità aumenta, e insieme aumentano la sfiducia nelle sue risorse e la sua paura. Quindi ogni volta che chiede rassicurazione o aiuto, lei non solo mantiene il suo problema ma contribuisce a farlo peggiorare. Io non le chiedo di smettere di chiedere rassicurazione, perché lei non è in grado, ma pensi al fatto che ogni volta che chiede rassicurazioni e le riceve sta facendo aumentare la sua insicurezza» (Nardone, 1993; Nardone, 2000; Nardone, 2003a). È fantastico come nella maggioranza dei casi le persone smettano di chiedere rassicurazioni nonostante io non abbia affatto prescritto di smettere di chiederle. Com'è possibile? Ho usato una contraddizione: «Io so che non sei in grado di smettere di chiedere rassicurazioni, ma pensa che ogni volta che le chiedi fai aumentare la tua insicurezza piuttosto che ridurla». Affermando una cosa e subito dopo il suo contrario, faccio in modo che la persona assuma questa logica contraddittoria e che, grazie a questo, sviluppi avversione nei confronti di un comportamento da evitamento; arrivo a far «evitare di evitare», che è un'altra contraddizione. Questo calza esattamente con la struttura del problema.

Pensando a una differente applicazione della logica della contraddizione, un esempio tratto dalla clinica accomuna tutte quelle situazioni nelle quali si riscontra un invischiamento eccessivo da parte della famiglia nei confronti del disturbo del figlio, che rappresenta un ostacolo alla sua guarigione.

È il caso di una famiglia composta da padre, madre e figlio, il quale da anni, a dispetto della sua giovane età, soffre di un disturbo ossessivo-compulsivo piuttosto severo che lo porta a ripetere gesti, frasi e pensieri per sette volte al fine scaramantico di propiziare che le cose vadano bene. Il ragazzo ritualizza qualsiasi cosa, per cui se solleva le maniche della maglia perché fa caldo, deve abbassare e alzare le maniche per sette volte, quando si infila le scarpe le deve mettere e togliere per sette volte, deve recitare le preghiere della sera per sette volte, un semplice «ciao» a un amico lo deve ripetere per sette volte. Ha inoltre pensieri scaramantici che servono ad annullare i pensieri negativi. La quotidianità è divenuta un rituale che all'inizio svolgeva la funzione di preservare dalla paura ma che, con il tempo, è diventato la prigione dalla quale il ragazzo non riesce a uscire. A rendere la situazione più complessa è il totale coinvolgimento dei genitori, che cercano di stargli vicino spiegandogli che certe cose non sono reali ma, poiché questo non funziona, la maggioranza delle volte lo assecondano. Per semplificargli la vita ed esentarlo dal fare alcuni rituali, lo spogliano, gli mettono il pigiama, gli fanno la doccia, cambiano canale di fronte a programmi che lo disturbano, lo rassicurano e corrono in suo soccorso ogni volta che lo chiede. Si tratta di una situazione molto frequente nei casi di disturbo ossessivo-compulsivo poiché i familiari sentono e vedono concretamente la sofferenza del figlio che, naturalmente, non è facilmente sopportabile; cercando di aiutarlo, non fanno che alimentare la sua ossessione poiché, se lo assecondano, allora significa che ciò che teme potrebbe davvero realizzarsi e l'unico modo per evitarlo è proprio seguire ciò che l'ossessione gli impone mettendo in atto il rituale.

La prima manovra che propongo in questi casi, prima ancora di intervenire concretamente sui rituali (nei casi meno gravi contemporaneamente) si rivolge ai genitori. Chiedo loro tre cose, ossia in primo luogo di adottare sul problema del figlio una totale «congiura del silenzio»: più parlano del problema, più peggiorano la situazione, poiché parlarne è come mettere un fertilizzante speciale su una pianta; questa cresce, cresce, cresce a dismisura fino a soffocare. La seconda prescrizione consiste nel proporre ai genitori un esperimento: dovranno osservare ciò che fa il figlio senza intervenire, pensando che finché loro interverranno in suo sostegno il peso del problema sarà dimezzato e quindi è molto probabile che egli non senta così pressante l'esigenza di guarire; per non parlare poi dei vantaggi secondari del disturbo, che consente di avere tutte le attenzioni rivolte su di sé. Infine chiedo loro che ogniqualvolta il ragazzo porgerà una richiesta di rassicurazione, loro gliela rimandino indietro, dicendogli: «Tu che ne pensi?» I genitori rimangono letteralmente sconvolti di fronte alle richieste, che vanno al di là di ogni logica del buon senso comune, secondo cui il genitore ha il compito di proteggere il figlio a costo della vita, e che rappresentano esattamente il contrario di ciò che hanno tentato finora per aiutarlo.

Dopo qualche seduta, necessaria perché entrambi i genitori abbassino le proprie resistenze e decidano di collaborare, la famiglia torna riferendo che il figlio ha diminuito notevolmente la frequenza dei rituali. Il ragazzo stesso, che in prima seduta non era così sicuro di voler uscir dal suo problema, mi dice che il suo obiettivo è risolverlo, in quanto è diventato troppo pesante da sopportare. Abbiamo allora cominciato a lavorare in maniera più specifica sui rituali fino alla loro totale estinzione, cosa che ha richiesto naturalmente più tempo, ma che ne avrebbe richiesto ancora di più o non sarebbe neppure avvenuta se prima non fosse stato fatto un lavoro sui genitori.

L'intervento applicato ai genitori obbedisce alla logica della contraddizione nel senso che, addossando tutta la responsabilità dei rituali sulla persona, dapprima ne peggiora la situazione perché ne sentirà tutta la pesantezza, prima condivisa con i genitori, ma poi andrà a migliorare perché in primo luogo nessuno sosterrà la necessità di obbedire all'ossessione confermandone la veridicità; in secondo luogo verranno meno i vantaggi secondari della patologia, e infine la motivazione ad applicarsi per la risoluzione del problema aumenterà, e con essa la disposizione a collaborare.

Logica della credenza

Il famoso «dilemma del prigioniero» è fra quelli che più ha fatto impazzire i logici. Una sua versione racconta che due rapinatori vengono arrestati e messi in celle separate. Il giudice mette in atto uno stratagemma dicendo a ciascuno dei due: «Se tu confessi la tua colpa e lui dice di essere innocente, lui uscirà subito e tu avrai sette anni di condanna. Se tu confessi di essere colpevole e lui dice di essere colpevole, prenderete sei mesi tutti e due. Se tu dici di essere innocente e lui dice di essere colpevole, tu esci e lui si prende sette anni. Se tutti e due vi dichiarate innocenti prendete tutti e due tre anni». Non è possibile trovare una soluzione razionale, del tipo «vero/falso», «terzo escluso». Una soluzione concreta non è possibile secondo la logica formale, perché non esiste calcolo matematico che garantisca quello che farà l'altro, in quanto non basta che io mi fidi di lui: mi devo fidare che l'altro si fidi di me. La soluzione meno dispendiosa consiste nel dichiararsi entrambi colpevoli per prendere il minimo della pena. Ciò, però, prevede una credenza: devo essere convinto che l'altro si fidi di me e che si fidi che io mi fidi di lui.

Lo stratagemma utilizzato dal giudice è molto simile a ciò che noi facciamo in terapia con le coppie. Quando lavoriamo con una coppia in cui c'è stato un tradimento siamo nella stessa condizione, perché il problema non è solo il tradito che non si fida del partner, ma anche il traditore che non si fida del fatto che l'altro si fiderà ancora di lui. Se non si esce da questo gap, la relazione non può che essere troncata. Pensandoci, è esattamente l'applicazione del dilemma del prigioniero. Non è un caso che di fronte a una coppia di questo tipo, la prima cosa da fare sia portare i due a uscire dalla condizione di vittima e aguzzino. Spesso, a questo scopo, propongo proprio il dilemma del prigioniero. Può darsi che la coppia non sia in grado di fare questo salto, ma a quel punto il terapeuta avrà fatto subito una bella figura, svelando il tacito accordo patologico ma soprattutto evitando di portare avanti una terapia sicuramente fallimentare; non uscendo dalla trappola la coppia salterà e la colpa sarà del terapeuta. Di solito le coppie di questo genere vengono in terapia perché hanno inconsapevolmente bisogno di un colpevole esterno, un capro espiatorio: il tacito accordo è «Io vengo con te dal terapeuta perché sicuramente ci salverà, se non ci salverà la colpa sarà del terapeuta». Questa è quindi un'applicazione concreta al quotidiano.

La logica della credenza, lo abbiamo appena detto, è dunque quel criterio logico che fa riferimento a tutto ciò che posso strutturare come qualcosa in cui credo, che non coincide necessariamente con un pensiero, una cognizione. Pensiamo ad esempio alle *distorsioni percettive*, il primo oggetto di studio della psicologia: al quadro con l'immagine ambivalente di un vaso o due visi; a seconda che io percepisca i due visi o il vaso avrò una reazione differente. Questa, da un punto di vista delle reazioni, è logica della credenza; reagisco a ciò che credo di sentire, a ciò che i miei sensi mi dicono. Quindi credenza non è solo «Io credo che Dio esista, quindi mi comporto secondo i dettami di Dio», ma è anche ciò che costruisco come conoscenza attraverso i miei sensi; temo che succeda qualcosa alle persone più care e comincio a fare il rito della preghiera mattutina, ai miei cari non succede niente e costruisco la credenza che pregando continuerà a non succedere nulla. La preghiera mattutina diventa un rituale propiziatorio compulsivo che, ripetuto, costruisce una credenza che diventa veicolante per le mie azioni; non potrò smettere di farlo perché se smetto succederà loro qualcosa. Questa è logica della credenza. Esistono quindi credenze veicolate dai miei autoinganni che non hanno niente a che vedere con un processo cognitivo ma sono o distorsioni percettive o esperienze ripetute che strutturano la conoscenza.

L'«effetto folla» è uno degli esempi più chiari di distorsione percettiva e del comportamento che le persone mettono in atto quando sono in mezzo a una folla, ovvero più di cinque persone unite dallo stesso scopo. Già Gabriel Tarde e Gustave Le Bon (Le Bon, 2004; Tarde, 2005) scrivevano alla fine dell'Ottocento come «la persona in mezzo alla folla è una goccia d'acqua in una cascata; viene travolta e perde la propria identità personale». Si capisce bene come l'impiegato di banca, mite nella sua vita professionale, si possa trasformare nell'ultrà allo stadio o come si possa costruire la violenza in un corteo di dimostranti proprio per un'escalation dovuta all'effetto folla. Ancora, molto più sottile, una notizia falsa può diventare vera se pubblicata ripetutamente dai mass media. Ci si crede solo perché viene ripetuta a tante persone contemporaneamente; se durante una conferenza con un folto pubblico il relatore dice una menzogna, ma tutti ci credono, la menzogna diventa verità, e persino il più scettico dopo un po' si uniforma, anche perché volersi distinguere non è per molti: la maggioranza ama l'effetto branco perché protettivo.

Tornando all'ambito terapeutico, la logica della credenza si applica con successo a chi soffre di eiaculazione precoce, in un intervento che di solito consente di risolvere il problema con una singola seduta. Si tratta di un *doppio legame* terapeutico, ulteriore dimostrazione del fatto che doppio legame non significa necessariamente paradosso. Quando la persona ci porta un problema di questo tipo, di solito la sua tentata soluzione fondamentale è cercare di ritardare l'eiaculazione, ma più cerca di ritardarla, più questa arriva precocemente; il problema si aggrava e la persona si convince sempre di più della propria incapacità sessuale. La credenza che si struttura dopo i ripetuti tentativi fallimentari di ritardare il più possibile l'orgasmo è: «Sono sessualmente incapace».

Dopo aver ovviamente appurato che ci sia un partner a disposizione, in questi casi suggerisco fin dalla prima seduta come esperimento diagnostico, non come intervento terapeutico, di fare questa prova: «Di qui a quando la rivedo deve avere più rapporti sessuali, e tutte le volte deve finire il primo rapporto nel modo più rapido possibile. Dopo che avrà concluso questo primo rapporto con la frustrazione dell'eiaculazione precoce, aspetti circa mezz'ora nella quale la invito a fare le coccole alla sua compagna. Sa, noi uomini pensiamo che la cosa più importante sia l'atto sessuale, mentre per le donne è molto più importante quello che viene dopo, le coccole. Dopo la mezz'ora di coccole, mantenendo il desiderio acceso, deve avere un secondo rapporto sessuale. Vediamo se sarà come il primo o differente. Però, mi raccomando, la cosa importante è che lei eviti di trattenersi nel primo rapporto perché il secondo è più importante, anche perché una donna, dopo un primo rapporto rapido e mezz'ora di coccole, proverà molto più piacere nel secondo, quindi lei dovrà concentrarsi sul secondo rapporto, non sul primo» (Nardone, Rampin, 2005).

Di solito la persona torna con due possibili tipi di risposta: o non ha mai avuto il secondo rapporto perché il primo ha funzionato così bene da non aver avuto bisogno del secondo, oppure dice: «Sa, è successa una cosa strana: il primo rapporto è stato rapido ma non come al solito, il secondo spettacolare». Mano a mano che va avanti, migliorano sempre sia il primo che il secondo rapporto, quindi dalla credenza «Sono sessualmente incapace» strutturata attraverso una serie di tentativi fallimentari di ritardare il più possibile l'eiaculazione, si passa alla credenza «Sono sessualmente capace» costruita attraverso una serie di successi e, soprattutto, bloccando la tentata soluzione che, reiterata nel tempo, ha creato il problema.

Come direbbe Goethe: «Tutto è più semplice di quanto si possa pensare e allo stesso tempo più complicato di quanto si possa capire» (Goethe, 1983).

L'uso strategico delle tre logiche ambivalenti

Se utilizziamo queste tre sottoclassi, cominciamo ad avere a disposizione una mappatura più precisa: fenomeni relativi alla logica dell'ambivalenza basati sulla credenza, basati sulla contraddizione, basati sul paradosso. In base a ciò possiamo mettere a punto delle tecniche operative per i cambiamenti terapeutici basate su queste tre logiche che ovviamente dovranno, per funzionare, calzare al fenomeno che io vado a correggere.

Se vogliamo correggere il controllo di una reazione fisiologica che spaventa, l'ansia che diventa panico, quello che sperimentalmente abbiamo visto funzionare di più è fare in modo che la persona cerchi volontariamente di aumentare quella reazione spontanea per produrre l'effetto paradosso di inibirla. La tecnica della peggiore fantasia che abbiamo messo a punto per gli attacchi di panico si basa sulla logica del paradosso, ovvero: «Mettiti lì e impara ad aumentare per ridurre fino a imparare che ogni volta che senti arrivare l'attacco di panico, se tu aumenti la tua reazione invece di cercare di trattenerla, questa si satura, si blocca secondo la logica del paradosso» (Nardone, 1993, 2000, 2003a).

Se voglio che una persona depressa smetta di fare il rinunciatario che delega tutto agli altri, sarà invece molto più funzionale una logica della contraddizione. In questo caso dico alla persona, o la porto a sentire con le mie domande, che ogniqualvolta rinuncia a fare e delega lì per lì si sente meglio, ma poi ha la prova della propria reale incapacità. La prova della sua invalidità farà aumentare il suo senso di insicurezza e la depressione aumenterà (Muriana, Pettenò, Verbitz, 2006). Ho usato la logica della contraddizione costruendo la paura più grande del peggioramento per metterla contro la depressione presente che mi porta a essere rinunciatario e delegante: «*Ubi maior minor cessat*». Di solito la persona inizia a reagire per paura di peggiorare e poi scopre che, in questo modo, è in grado di fare da sola senza dover delegare ad altri. Questa scoperta genera una nuova credenza.

Passando alla logica della credenza, poniamo il caso già citato di un soggetto secondo il quale tutti ce l'hanno con lui, le altre persone hanno verso di lui un atteggiamento di rifiuto. Gli posso dire: «Sa, posso raccontarle una storiella, un esempio sperimentale: immagini di entrare in una stanza convinto che tutti ce l'hanno con lei, lei guarda tutti in maniera difensiva, circospetta, non sorride, non saluta, è rigido. Se lei fosse gli altri che vedono entrare uno così, come risponderebbe? Nello stesso modo, difendendosi e irrigidendosi; lei, che è entrato, ricevendo questa risposta, ha la conferma che gli altri la rifiutano. Ora, provi a immaginare che lei entra in quello stesso posto con le stesse persone ma è convinto di piacere a tutti: entra, dice buongiorno, saluta tutti, guarda tutti, le persone che la guardano entrare vedono uno che saluta tutti, guarda tutti, che sorride. Cosa faranno? Le rispondono nello stesso modo, e lei riceve la conferma che piace». Allora posso chiedere alla persona: «Da ora a quando ci rivediamo, almeno una volta al giorno provi a fare questa cosa: si comporti come se fosse convinto di piacere». Costruiamo insieme le mosse da fare, la persona mette in atto l'indicazione e torna la volta successiva dicendo: «Ah! Piaccio!» La ripetizione di questo copione trasforma completamente la percezione, e quindi trasforma completamente la sua credenza.

Come si può ben capire, questi tre criteri di logica non ordinaria ci offrono la possibilità di far calzare la soluzione al problema. Una tecnologia psicologica risiede, infatti, nella capacità di un modello di mostrarsi rigoroso quando si tratta di selezionare la strategia che si adatti alle caratteristiche del problema da risolvere. Se, pertanto, i fenomeni patologici si reggono su dinamiche che trascendono la logica ordinaria, per il loro cambiamento terapeutico richiedono interventi in grado di calzare alla loro apparente illogicità.

Le logiche del paradosso, della contraddizione e della credenza rappresentano tre classi che racchiudono al loro interno tutte le forme di ambivalenze e autoinganni, permettendoci di individuarne il criterio di funzionamento. Siamo al livello della struttura dei problemi e della loro soluzione. Grazie a questo tipo di classificazione strategica abbiamo potuto formulare i nostri modelli di intervento terapeutico e giungere alla rigorosa conoscenza del funzionamento delle dinamiche logiche che costruiscono e alimentano le forme più ricorrenti di disagio psicologico. Il tutto basato sulla mirabile affermazione di G.C. Lichtenberg: «La migliore prova di una teoria è la sua applicazione» (Lichtenberg, 1981).

Capitolo 7

Costrutti operativi, stratagemmi terapeutici

> Ciò che contraddistingue le menti veramente originali non è l'essere i primi a vedere qualcosa di nuovo, ma il vedere come nuovo ciò che è vecchio, conosciuto da sempre, visto e trascurato da tutti.
>
> F. Nietzsche, *La gaia scienza*

> Una tecnologia abbastanza evoluta nei suoi effetti non è dissimile da una magia.
>
> A.C. Clarke, in N. Owen, *Le parole portano lontano*

I modelli percettivi-reattivi

Il sistema percettivo-reattivo (Nardone, Watzlawick, 1990), ovvero quel modello ricorrente e ridondante per cui una persona che soffre di un disturbo risponde in virtù di dati autoinganni e non altri, è uno dei costrutti fondamentali della terapia breve, da me evoluta rispetto agli approcci tradizionali con l'intento di rendere più sistematico e rigoroso il modello strategico. Questo ha provocato vent'anni fa disaccordo da parte di tutti i miei maestri. Tutti meno uno, Paul Watzlawick, sostenevano che costruire dei protocolli di trattamento specifici significava violare l'approccio paloaltiano alla terapia, libero da schemi prefissati. I più rigidi, tuttavia, non tenevano sufficientemente in considerazione il rischio che il loro approccio, intenzionalmente privo di schemi prefissati per allontanarsi dal comportamentismo, non risultasse rigoroso e questo, dal mio punto di vista, si configura come il grande limite del modello del Mental Research Institute. Il concetto fondamentale della terapia breve di Palo Alto era: concentrati sulle tentate soluzioni che mantengono il problema, interrompi il circolo vizioso di tentate soluzioni per sbloccare la situazione patologica; concetto, questo, che dal mio punto di vista è stato l'intuizione operativa più intelligente del secolo scorso.

John Weakland, il primo a parlarne, poi Paul Watzlawick e altri, hanno cominciato a pensare che dal punto di vista dell'interazione, dell'autoinganno e del cambiamento, nell'affrontare un problema le persone tendono a mettere in atto delle strategie che vengono mantenute anche quando non funzionano, o che, quando funzionano, esagerano nel mettere in atto finché vengono rese inefficaci. In altri termini, quando ho un problema, applico un tentativo di soluzione e se non funziona penso di non averlo applicato bene, oppure che gli altri non hanno capito, quindi insisto; se funziona, il fatto di applicarlo in maniera reiterata anche a diverse situazioni fa sì che dopo i miglioramenti iniziali, il risultato svanisca, eppure continuo a insistere. Questo è il costrutto fondamentale degli albori dell'approccio strategico.

Il problema è emerso quando si è pensato che lavorare sulle *tentate soluzioni* fosse sufficiente per intervenire al meglio sui problemi e non si è considerato che, da un punto di vista di interazione e di autoinganno, io posso avere una persona che si illude di combattere un problema con una soluzione che è funzionale e, proprio perché è buona, insiste ad applicarla fino a che diviene un copione persistente. L'ossessivo-compulsivo compie il rituale perché pensa di ridurre l'ansia e il rituale funziona, quindi ritiene che sia questa la soluzione alla sua paura; ma, reiterato nel tempo, il rituale diventa il vero problema. La stessa cosa vale per i disordini alimentari: sto a dieta, perdo il controllo, mi rimetto a dieta, perdo il controllo e mi rimetto a dieta; la dieta diventa soluzione che poi, reiterata nel tempo, crea problemi. Si tratta dunque di modelli ricorsivi che si strutturano come modalità reiterate e persistenti.

Proprio sulla base di queste considerazioni ha cominciato a crearsi un gap tra me e i grandi maestri (Nardone, 1997); la mia idea era che si dovesse rendere il modello di terapia breve strategica di Palo Alto empiricamente verificabile e che si potesse ottenere una sorta di mappatura più precisa delle *tentate soluzioni* tipiche delle differenti patologie. Questo con lo scopo di incrementare l'efficienza delle soluzioni terapeutiche: se la soluzione mi spiega come funziona il problema, posso disporre di strategie per risolverlo più rapidamente. I protocolli di trattamento sono nati dunque mettendo a punto degli stratagemmi specifici per ogni tipo di logica che mantiene il problema. Questo, dal punto di vista della logica matematica, è mettere a punto un modello logico-matematico che colmi il gap tra teoria e applicazione. Un modello rigoroso che guida chi lo usa a sapere cosa fare dall'inizio alla fine, ma anche come comportarsi se il paziente – come nel gioco degli scacchi – fa una mossa diversa da quella prevista.

Il lavoro attraverso i criteri logici permette anche in maniera raffinata, tecnologica, di costruire modelli dove immagino predittivamente il percorso della terapia e le possibili contromosse, quindi anche le ulteriori contromosse terapeutiche. Avere dei percorsi predittivi, non limitanti e che lasciano spazio a una flessibilità che consente di inventare sempre qualcosa di nuovo, rappresenta il salto di livello tra la terapia breve tradizionale e la terapia strategica evoluta. Si tratta di un punto cruciale poiché anche la migliore teoria della terapia se si irrigidisce diventa patologica; come scrive il mio «amico nei libri» Friedrich Nietzsche, «tutto ciò che è assoluto appartiene alla patologia» (Nietsche, 1985). Questo per dire che l'dea di lavorare solo sulle tentate soluzioni, senza «mappare» la struttura ricorrente della patologia, ma se diventa rifiuto di qualunque categorizzazione, anche strategica, diventa un limite. Paul Watzlawick, che mi è stato vicino per oltre vent'anni, non ha mai pensato che questo fosse un limite ma una risorsa, e mi ha sempre incentivato ad andare in questa direzione ritenendola un avanzamento importante dal punto di vista della logica dell'intervento terapeutico. La difficoltà era spiegare ai colleghi che i protocolli di trattamento basati sui sistemi percettivi-reattivi ci permettono di avere una struttura della soluzione che calza alla struttura del problema. Anche ora, quando mi trovo a discutere di questo, la difficoltà è che la maggioranza dei colleghi parte dal presupposto che non si possa formalizzare la tecnica – cosa che faciliterebbe tra l'altro il terapeuta, che non dove inventarsi ogni volta una nuova terapia – ma che si debba lavorare sulla persona del terapeuta. Molti indicano di partire dalla persona per arrivare alla tecnologia, mentre io parto dalla tecnologia per arrivare alla persona. Di nuovo l'autoinganno: il modello che uso e che funziona mi modella fino a quando posso essere la persona che si esprime, ma solo allora posso esserlo, non prima, altrimenti rischio di perdermi nei miei personali sistemi percettivi-reattivi, nei miei autoinganni non risolti. Una delle dispute più simpatiche a questo proposito riguarda il lavoro di Milton Erickson che si dice non volesse formalizzare una teoria perché per lui ogni caso era una terapia nuova, da inventare. Se tuttavia, come ha fatto Bill O'Hanlon, analizziamo il suo lavoro clinico (O'Hanlon, 1987), notiamo che Erickson sui casi dello stesso tipo fa le stesse cose, alcuni direbbero inconsciamente; in realtà, le soluzioni che funzionano tendiamo a replicarle anche noi terapeuti. Ciò che gli ericksoniani si rifiutano troppo spesso di accettare è l'importanza di usare la logica e non solo la sensazione, la relazione, la persona, approccio dal mio punto di vista troppo rischioso.

Quando parliamo di sistema percettivo-reattivo, pertanto, ci riferiamo a una sorta di mappatura di modelli di persistenza di una patologia che sono stati scoperti attraverso modelli di soluzione efficaci ed efficienti. Il terapeuta che ha a disposizione il protocollo di trattamento ha quindi una sequenza, dall'inizio alla fine, non basata sull'osservazione ma sull'interazione con il disturbo e con la sua soluzione.

La strategia che funziona ci ha descritto la struttura della persistenza del problema. Questo, in termini di modello di intervento, rappresenta il passaggio da una fase artigianale a una tecnologica: il modello diviene efficace, efficiente e replicabile, trasmissibile e predittivo. In tal modo la psicoterapia può divenire una reale disciplina scientifica oltre che una semplice serie di tecniche terapeutiche basate su teorie tutte da dimostrare.

Non è un caso che grazie a questa evoluzione si sia giunti alla formalizzazione di protocolli di trattamento per specifiche patologie che hanno dimostrato essere i più efficaci e rapidi. Basti pensare ai dati riportati sotto, dove le percentuali indicano i successi. La statistica si riferisce alla valutazione dell'efficacia dei trattamenti svolti presso il Centro di Terapia Strategica nell'arco di quindici anni su oltre 10.000 casi trattati.

Disturbi d'ansia (nel 95% dei casi)
- disturbo da attacchi di panico con e senza agorafobia
- disturbo d'ansia generalizzato
- fobia sociale
- disturbo post-traumatico da stress
- fobie specifiche

(nell'89% dei casi)
- ossessioni
- compulsioni
- disturbi somatoformi (ipocondria, dismorfofobia, ecc.)

Disordini alimentari (nell'83% dei casi)
- Anoressia
- Bulimia
- Vomiting
- Binge Eating

Disturbi sessuali (nel 91% dei casi)
- difficoltà di erezione
- eiaculazione precoce
- vaginismo e dispaurenia
- disturbi del desiderio

Depressione (nell'82% dei casi)
- nelle sue varie forme

Problemi relazionali nei diversi contesti (nell'82% dei casi)
- coppia, famiglia
- lavoro, sociale

Problemi dell'infanzia e dell'adolescenza (nell'82% dei casi)
- disturbo da deficit dell'attenzione con iperattività
- disturbo oppositivo-provocatorio

- mutismo selettivo
- disturbo da evitamento
- ansia da prestazione
- fobia scolare
- disturbo da isolamento

Disturbi legati all'abuso di Internet (nell'80% dei casi)
- information overloading addiction: le informazioni non bastano mai
- shopping compulsivo in Rete
- on-line gambling: le scommesse in rete
- trading on-line compulsivo
- dipendenza da chat
- dipendenza da cybersesso

Stratagemmi terapeutici

All'interno di tale modello, la logica che utilizziamo per sbloccare i sistemi percettivi-reattivi patologici fa ricorso all'applicazione di precisi stratagemmi selezionati e messi a punto con procedura empirica e sperimentale perché calzino alle specifiche caratteristiche di tali rigide modalità di percepire e reagire nei confronti della realtà. Il libro *Cavalcare la propria tigre* (2003b) è stato quello che in assoluto mi è costata più fatica scrivere perché si è trattato di selezionare, nella messe copiosa di oltre cinquecento stratagemmi che si trovano nella letteratura sia orientale che occidentale, i criteri operativi che raggruppassero gli stratagemmi stessi.

Tra le opere orientali pubblicate in proposito, cito *L'arte della guerra*, scritto dal maestro Sun Tzu (1998), che da secoli guida alla gestione del potere e delle relazioni e che rappresenta un manuale prezioso per chi si occupi di problem solving. Credo tuttavia che *I 36 stratagemmi* (1990), redatto da monaci guerrieri, sia l'espressione migliore del pensiero strategico cinese. Si tratta di trentasei formule che riassumono, attraverso metafore e aforismi, le tipologie fondamentali di stratagemma, che poi rappresentano la pragmatica della filosofia cinese, essendo ognuno di essi adattabile a diverse circostanze e situazioni. Ciò si traduce in una serie di criteri utilizzabili al fine di creare soluzioni e non ricette preordinate; è pura logica dell'intervento, non sempre facile da cogliere da parte dei pensatori occidentali, più tesi a credere a ciò che è supportato da una qualche teoria. Ma, dal momento che un dato strumento non è buono o cattivo in sé, bensì è l'uso che ne facciamo a renderlo tale, conoscere tali stratagemmi e comprenderne il funzionamento credo sia fondamentale per se stessi e per coloro con i quali abbiamo a che fare. Questo non solo in riferimento all'arte della guerra che ci guida nella risoluzione dei problemi, ma anche all'arte del comunicare per la quale, alla stessa maniera, sono state individuate tattiche basilari e stratagemmi (Cialdini, 1984; Nardone, Mariotti, Milanese, Fiorenza, 2000; Nardone, Rocchi, Giannotti, 2001; Milanese, Mordazzi, 2007; Nardone, Fiorenza, 1995; Loriedo, Nardone, Watzlawick, Zeig, 2004) adattabili al campo manageriale, alla politica, al marketing, alla pubblicità, alle scienze mediche e sociali.

Tra la miriade di stratagemmi e di artifici teorici, ho elaborato una mia personale sintesi che racchiudesse la tradizione ma anche la loro moderna applicazione, al fine di individuare i criteri base per la messa a punto di specifici stratagemmi e per la formazione delle abilità strategiche.

I tredici stratagemmi non sono naturalmente, come anticipato, ricette da copiare, ma ognuno di essi è riconducibile a una precisa logica, la conoscenza e comprensione della quale risulta essere fondamentale per poter utilizzare gli stratagemmi stessi e metterli in pratica costruendo interventi cuciti su misura alla situazione come si fa con un abito sartoriale. In *Cavalcare la propria tigre* (2003b), gli stratagemmi sono presentati al lettore in una successione che ne evidenzia l'ordine di complessità e, mano a mano che si procede dal primo criterio all'ultimo, i successivi vanno a comprendere i precedenti. Gli ultimi due, in ordine di presentazione, «Cambiare sempre rimanendo gli stessi» e «Vincere senza combattere», rappresentano la sintesi massima dell'abilità strategica e, di conseguenza, sono più riferibili alla figura del terapeuta o del dirigente o a quelle abilità che tali figure dovrebbero possedere per riuscire a vincere ogni battaglia, ossia quella saggezza antica che dovrebbero acquisire per affrontare meglio le complesse difficoltà moderne e riuscire, ogni volta, a cavalcare la propria tigre.

In questo scritto preferisco suddividere i tredici stratagemmi da me individuati nei tre criteri che compongono la logica dell'ambivalenza, ovvero paradosso, contraddizione e credenza. È infatti la logica sottostante agli stratagemmi che consente di utilizzare e di tradurre ognuno di essi nelle manovre di volta in volta più funzionali al fine di raggiungere l'obiettivo prefissato. Potrei definire tale nuova suddivisione come un completamento della precedente, ossia un'ulteriore evoluzione che rende ancora più immediata la comprensione di ciò che da molti viene definita magia ma che è solo apparentemente tale. Questo per il semplice fatto di essere applicabile a realtà completamente differenti le une dalle altre e perché l'intervento, nella sua dirompente essenzialità, si focalizza solo e soltanto su ciò che è necessario per produrre il cambiamento desiderato. «Solo questo. Niente di superfluo. Nessun dispendio di energia. Pura efficacia ed efficienza. Nulla di troppo, solo ciò che è abbastanza» (Nardone, 2003a).

Capitolo 8

Stratagemmi terapeutici: esempi clinici

Il nostro senso di meraviglia cresce esponenzialmente; maggiore è la conoscenza e più profondo è il mistero, più cerchiamo di avere conoscenza più finiamo per creare grandi enigmi.

E.O. Wilson in D.J. Boorstën, *L'avventura della ricerca. Da Socrate a Einstein*

Tutto ciò che è creduto esiste e soltanto questo.

H. von Hofmannsthal, *L'ignoto che appare*

Non si può insegnare la verità... Il paradosso dei paradossi è che il contrario della verità è ugualmente vero.

H. Hesse, *Siddharta*

Logica del paradosso

«Mentire dicendo la verità» è uno stratagemma adatto a tutte le situazioni in cui se io dico una verità scomoda creo un problema perché costruisco una simmetria con l'interlocutore o con me stesso. Si applica quindi ogniqualvolta non posso dire la verità per come è o non posso accettare una realtà per quella che è ma devo trasformare una verità in una menzogna per rendere questa verità gestibile. C'è un detto molto noto soprattutto nel mondo femminile: «Meglio una buona bugia che una cattiva verità». Questo stratagemma lavora nello stesso modo, la buona bugia però è una verità; verità e menzogna insieme, quindi un paradosso.

Quando abbiamo una coppia di fronte a noi e uno dei due è estremamente resistente e squalificante con il partner possiamo dire: «Mi scusi un attimo, le devo dire una cosa che non le potrei dire perché se gliela dicessi si offenderebbe, ma io mi sento di dirla perché altrimenti non la aiuto, quindi lei mi perdonerà se io dicendola la offenderò. Lei in questo momento si sta comportando come il più cocciuto dei muli». È strano come le persone lo accettino e non si arrabbino, ma è solo apparentemente strano, perché abbiamo usato un paradosso.

Posso applicare a me stesso la stessa cosa ogniqualvolta ho paura di fare una figuraccia, di arrossire, di non trovare le parole giuste per affermare qualcosa e dichiaro in anticipo al mio interlocutore: «Lei mi deve scusare ma io probabilmente o diventerò rosso o non riuscirò a parlare». Ciò che la persona teme di più è l'eventualità di arrossire e che quella che lui ritiene essere una sua debolezza possa essere evidenziata dagli altri, indipendentemente dal fatto che ciò sia mai accaduto. Ciò che andiamo a smontare, con questa manovra, è la tentata soluzione del «non devo diventare rosso, non devo diventare rosso, non devo diventare rosso» che si ritorce come un boomerang sulla persona e fa sì che arrossisca. Nel momento in cui chiedo, paradossalmente, di dichiarare tale fragilità, il fatto di avere esposto ai suoi interlocutori l'eventualità del rossore fa sì che la persona si senta più al sicuro proprio per il fatto che, se diventasse rosso, gli altri sarebbero stati informati in anticipo e non avrebbero bisogno di farglielo notare, quindi è molto probabile che diminuisca il timore e, di conseguenza, la possibilità del rossore. Al tempo stesso, è molto probabile che agli occhi degli altri la persona apparirà molto più forte proprio per il fatto di aver avuto il coraggio di dichiarare un suo limite. Si tratta, dunque, di mentire dicendo la verità con se stessi.

Una differente applicazione di questo stratagemma si può attuare per mentire dicendo la verità, oltre che con se stessi, con l'altro.

Si presentano da me due genitori per il problema della figlia, che rimane in sala d'attesa e non vuole entrare. La mamma dice che la figlia ha problemi alimentari e che, come accade di consueto, dopo una dieta ha cominciato ad alternare digiuni e abbuffate, che negli ultimi due anni sono tanto frequenti da farla aumentare di quindici chili. La mamma ammette di avere un rapporto morboso con la figlia, che dice di stare bene solo a casa con lei e le racconta tutto anche se poi, in caso di disaccordo, diventa aggressiva. La ragazza, inoltre, associa le abbuffate ai vestiti che indossa, nel senso che, dopo essersi abbuffata, mette a lavare o tagliuzza la maglia indossata per propiziare che ciò non accada in seguito. Il padre è fuori casa tutto il giorno per lavoro ma sente di essere stimato dalla figlia. In questo caso, come in altri con questa stessa struttura, il nostro primo obiettivo è trasformare la morbosità nel rapporto con la madre da ciò che dà chiusura a ciò che apre, perché finché la ragazza troverà un rifugio sicuro in famiglia, non cercherà l'aiuto di nessuno.

Ho chiesto ai genitori di mettere in atto, per due settimane, una sorta di recita, anticipata da una fondamentale dichiarazione che entrambi devono fare alla figlia, ma con ruoli differenti. La madre, una volta fuori dallo studio, deve mentire dicendo la verità dichiarando alla figlia che il professore le ha detto che è lei ad avere problemi, problemi che deve affrontare ma dei quali non vuole parlare e, una volta a casa, scusarsi una volta al giorno per il fatto di non poterla ascoltare o di non poter essere presente come lo era prima. Il padre, a casa, dovrà dire alla figlia che è emerso che la mamma ha dei problemi e «se la vedi distratta, scusala. Per qualunque cosa vieni a parlare con me». Concludo la seduta dicendo ai genitori che la prossima volta dovranno portare ancora la figlia per poi lasciarla fuori perché sia lei, eventualmente, a chiedere di poter aiutare la madre. Si tratta di una prescrizione che utilizzo abitualmente in tutti casi nei quali ho o un paziente che non vuole essere aiutato, e questo è uno dei modi per poterlo «agganciare», oppure quando ho bisogno di bloccare, come in questo caso, quelle tentate soluzioni disfunzionali che il genitore mette in atto, pur con le migliori intenzioni, ma che vanno a peggiorare la situazione. Se avessi chiesto a una mamma così «iper-protettiva» di interrompere il legame morboso con la figlia, non ci sarebbe riuscita e, in più, avrei rischiato di incrementare la sua resistenza al cambiamento proprio per il fatto che si sarebbe sentita giudicata negativamente nel ruolo di madre. Quello che le chiedo, invece, è un ulteriore sacrificio in nome della figlia, ovvero di recitare il ruolo della malata della situazione in modo che lei sia in grado di interrompere il circolo vizioso dell'essere amica e confidente della figlia. Allo stesso tempo il padre, che rappresenta una risorsa, può inserirsi nella diade senza essere rifiutato o sentirsi inopportuno, e la figlia può preoccuparsi per la madre. In questa situazione tutti mentono e tutti dicono la verità, poiché viene recitato un copione che però rappresenta la realtà, ovvero il fatto che la mamma sta realmente male per la figlia.

Dopo due settimane i genitori tornano dicendomi che la figlia ha ripreso la sua vita in mano, è contenta di quello che fa, mangia a tavola con loro senza che nessuno glielo abbia chiesto, non ci sono più state abbuffate né esplosioni di aggressività da parte sua.

«Talvolta, la menzogna dice meglio della verità ciò che avviene nell'anima» (Gorkij, 1995).

«Se vuoi drizzare una cosa impara prima come storcerla di più» è di nuovo uno stratagemma paradossale; un paradosso teorico. È lo stratagemma usato da tutti i più grandi della storia per trovare soluzioni innovative.

È molto curioso che Leonardo da Vinci, studiando tutti i possibili modi per volare, dapprima si sia occupato di individuare tutti i modi per non essere capaci di volare, per poi selezionare quelli che possono far volare. Comincia prendendo in esame lo sbattere le ali, ma immediatamente si rende conto che non è possibile per un essere umano avere la forza di farlo, poiché la sua ossatura è troppo pesante. Allora studia ciò che poi è diventato il meccanismo di funzionamento dell'elicottero, ovvero un'elica spinta con il meccanismo della ruota della bicicletta, ma anche in questo caso la cosa non funziona per l'assenza del motore. Finalmente arriva a constatare che l'uomo può volare solo rimanendo passivo ovvero con il deltaplano, l'aliante, che quindi ha inventato.

Questo è uno stratagemma utile quando abbiamo una situazione per cui più cerchiamo di trovare la soluzione, meno la troviamo. È il paradosso del «Sii spontaneo»: vorrei volontariamente trovare la soluzione alternativa ma più ci provo meno la trovo, perché lo sforzo volontario blocca la mia creatività.

La tendenza a cercare di individuare i modi per migliorare una situazione di difficoltà o problematica è, in genere, ciò che dà luogo alle famose tentate soluzioni disfunzionali che, reiterate nel tempo o applicate a situazioni apparentemente simili o, ancora, utilizzate nel presente essendosi rivelate vincenti nel passato in situazioni ritenute analoghe, finiscono col peggiorare la situazione che si desiderava migliorare grazie a esse. Il primo passo strategico che quindi in genere si attua nel campo della clinica come nell'ambito del problem solving strategico, consiste proprio nel far sì che la persona diriga i propri sforzi nella direzione opposta a quella desiderata. Ciò si traduce nel chiedere di individuare come si potrebbe peggiorare la propria situazione piuttosto che migliorarla, richiesta che spesso sconcerta la persona che ci troviamo di fronte, poiché è al di fuori di qualsiasi logica lineare. Attraverso questa manovra, la cui formulazione è dunque paradossale, posso poi ottenere due effetti: il primo è di tipo paradossale, ovvero cerco di pensare ai modi per grattare il fondo del mio abisso, e la mia mente preferisce andare altrove, per cui mi sovvengono solo i modi per migliorare e magari comincio a metterli in atto. In questo caso l'effetto è quello di creare dal nulla differenti comportamenti che, a loro volta, costruiscono una realtà orientata alla soluzione. Altra possibilità prevede che io individui i modi per peggiorare e che magari scopra di mettere già in atto alcuni di essi, se non tutti se sono particolarmente bravo. In questo caso, l'effetto ha una logica contraddittoria, ovvero individuo i modi per peggiorare e poi li evito, in una sequenza temporale per avversione. In entrambi i casi raggiungo il mio obiettivo, ovvero individuazione e blocco delle tentate soluzioni disfunzionali che mantengono e peggiorano il problema.

Una differente applicazione del medesimo stratagemma riguarda tutti quei casi nei quali la persona arrivi da noi dopo un evento, reale o immaginario, vissuto come un trauma.

Recentissimo il caso di una giovane donna che si presenta nel mio studio raccontandomi che la settimana prima, tornando a casa da una serata goliardica trascorsa con gli amici, vede un uomo sul ciglio della strada che fa cenno alla macchina di fermarsi. Dopo un iniziale momento di diffidenza, la ragazza si ferma e si accorge che è appena avvenuto un incidente molto grave, con esito infausto per una delle persone coinvolte. A quel punto, esce dalla macchina e i suoi ricordi si presentano come dei flash, o meglio sotto forma di sensazioni, odori, rumori, ossia la sensazione di impotenza, il rumore dei suoi tacchi sull'asfalto, delle fiamme, l'odore del fuoco, del sangue e della benzina per terra. Da quella sera, le sue giornate sono tormentate da questi ricordi e le sue notti perseguitate da incubi popolati da persone mascherate, fari fluorescenti di macchine, fuoco, fiamme.

Abbiamo chiaramente una vicenda sconvolgente che, se trascurata, può dare luogo a una serie di disturbi di vario genere quali reazioni a ciò di cui non si sopporta il ricordo. La tentata soluzione prevalente, in questi casi, è «cerco di non pensarci», ma il problema è che più cerco di non pensarci più ci penso, anche perché pensare di non pensare è già pensare.

La manovra che ritengo più efficace in questi casi, alla luce dell'esperienza clinica, sfrutta proprio la logica del «se vuoi drizzare una cosa impara prima come storcerla di più». Innanzitutto chiedo alla persona, anticipando che da queste situazioni non si esce se non ci si passa nel mezzo e che, anche se le sembrerà una tortura, se non lo farà continuerà a portarsi quelle immagini, quegli odori, quei rumori, quelle sensazioni con sé, di armarsi di un quadernone e di narrare ogni giorno come se lo facesse per la prima volta gli eventi, in tutti i dettagli che ricorda: «Caro dottore, ti racconto la storia... Arrivo lì, sento questo, prima vedo quello e penso... poi scendo dalla macchina, vedo le fiamme, poi sento gli odori, il rumore dei tacchi...» Tutti i giorni dovrà raccontarmi la stessa storia arricchendola ogni volta di dettagli, di particolari che verranno dalla sua memoria, dalle sue sensazioni. Dall'inizio alla fine, tutti i giorni.

Che cosa voglio ottenere? Le situazioni traumatiche, così come i lutti, o gli abbandoni, che sono pur sempre dei lutti, non possono essere cancellate poiché si tratta di eventi realmente vissuti dalla persona, e sappiamo bene che il passato non si può cambiare. Quando tuttavia questo passato dilaga nel nostro presente impedendoci di viverlo, così come di costruirci un futuro, allora dobbiamo far sì che il passato venga rimesso nel passato, che la persona lo chiuda in una sorta di cassaforte dentro di sé di cui conosce la combinazione ma che è libera di aprire oppure no. Per fare ciò, anche se doloroso, l'unico modo è far passare la persona nel mezzo di ciò che è accaduto, non raccontandolo a qualcuno, poiché il dolore aumenterebbe, ma mettendolo su carta in modo da, gradatamente, prenderne le distanze. È come se, giorno dopo giorno, le sensazioni, i rumori, gli odori, le immagini diventassero meno vividi, come se la loro forza evaporasse fino a che tutto il dolore sarà decantato e rimarrà solo lo scritto, una sorta di «romanzo criminale» di ciò che è accaduto che rimane ma che non fa più male. La ferita che sanguina diventa una cicatrice che rimane a ricordare ciò che è accaduto ma che non è più sanguinante e dolorosa. Porto dunque la persona nella direzione opposta a quella desiderata affinché tocchi il fondo dell'abisso per poi tornare a galla.

«Spegnere il fuoco aggiungendo la legna» è chiaramente una prescrizione paradossale: voglio ridurre qualcosa che viene spontaneo, allora lo aumento volontariamente.

Migliaia di volte mi è capitato di trovarmi di fronte, nel mio studio, una persona che riferisce di avere delle strane sensazioni che spaventano o che bloccano, ossia, per esempio, battito cardiaco accelerato, incremento della frequenza respiratoria, senso di vertigine, tremore alle gambe, tutti segni indicativi di un'attivazione dell'organismo a livello fisiologico.

È il caso di una giovane donna che un giorno, dopo aver assistito a una trasmissione televisiva sui serial killer, ha cominciato, non si sa come e non ci interessa il perché, a chiedersi: «E se fossi io un'assassina?» La cosa a suo modo buffa è che tale paura si scatenava soprattutto nei confronti della madre, della sorella e di donne della sua età o più grandi, non nei confronti degli uomini; ogni volta che vedeva le ipotetiche vittime, cominciava a immaginarsi tutta la sequenza dell'uccisione. Tali pensieri la spaventavano talmente tanto che evitava di rimanere sola con la madre e la sorella, così come di uscire da sola, per la possibilità di incontrare donne alle quali avrebbe potuto fare del male. Altro tentativo di soluzione era quello di non pensare ma, come è noto, più cerco di non pensare più ci penso, anche perché per pensare di non pensare devo inevitabilmente pensare a ciò cui non voglio pensare. Quando non riusciva a non pensare, il suo corpo si ribellava con evidenti alterazioni che usualmente di associano a un attacco di panico e che faceva di tutto per tenere a bada, ma più cercava di controllarle, più il suo corpo faceva le bizze. La paura la invalidava da ben sette anni.

Immaginiamo che io, di fronte a una situazione di questo genere, dia alla persona ciò che le ho effettivamente dato come compito, cioè la seguente prescrizione: «Di qui alla prossima volta che ci rivedremo, tu, ogni giorno dopo pranzo, prenderai una sveglia, andrai in una stanza della tua casa dove nessuno potrà disturbarti. Ti metterai comoda, rilassata, con le luci abbassate, le tapparelle giù, sul divano o sul letto... caricherai la sveglia a suonare mezz'ora più tardi e in questa mezz'ora comincerai a pensare a tutte le peggiori fantasie rispetto alla tua situazione: che incontri tua madre, prendi un coltellaccio da cucina e la sgozzi, che entri nella camera di tua sorella, di notte, e la soffochi con il cuscino, che esci per strada e spari, come un abile cecchino, a tutte le donne che incontri. Immagina proprio la sequenza dell'uccisione, l'arma, le sensazioni, le urla della vittima... tutte le peggiori fantasie rispetto alla tua situazione. E tutto quello che ti verrà da fare lo farai: se ti viene da piangere piangi, se ti viene da urlare urli, tutto quello che ti viene da fare lo fai. Quando suona la sveglia, stop. Stacchi la sveglia, vai a lavarti il viso e torni alla normalità. Quello che è importante è che nella mezz'ora tu ti procuri tutte le peggiori fantasie rispetto alla tua situazione e che faccia tutto quello che ti viene da fare. Indipendentemente dal fatto che tu riesca a star male, riesca a pensarci o meno, tu rimarrai lì, cercando di stare il più possibile dentro le tue peggiori fantasie. Una volta suonata la sveglia, sarà tutto finito. Stacchi la sveglia, vai a lavarti il viso e ritorni alla tua giornata abituale».

Non riuscirei mai a descrivere l'espressione del volto di questa giovane donna di fronte alla mia richiesta: direi un misto tra curiosità, paura, imbarazzo per il folle che, di fronte a una paura così grande, le proponeva di inventarsi ogni giorno una sorta di cortometraggio horror di cui lei doveva essere la protagonista.

Come succede di solito, la paziente è tornata la volta successiva dicendo di avere provato a fare il compito ma di non esserci riuscita perché proprio quando cercava di pensare a tutti i modi in cui avrebbe potuto uccidere qualcuno la sua mente andava altrove, e di aver cominciato a dubitare della possibilità di essere realmente un'assassina.

Evolvendo la tecnica della peggiore fantasia fino a utilizzarla al bisogno, ovvero nei momenti sempre meno frequenti in cui fosse stata colta dalla paura, dopo sole cinque sedute la potenziale killer mi ha riferito di aver cambiato prospettiva, di non avere più paura e che si sentiva sciocca per il fatto di essere stata perseguitata per sette anni dai fantasmi che lei stessa si era creata.

Che cosa è successo e come è possibile che, in così breve tempo, una paura tanto invalidante sia scomparsa? Come abbiamo già ricordato, la paura è la più radicata e antica delle nostre sensazioni e, contrariamente a quanto spesso si pensa, non è negativa, in quanto allerta l'organismo perché si attivi in situazioni di pericolo o, per esempio, di performance. Se tuttavia supera una data soglia, allora diventa un problema perché si innesca un meccanismo per il quale ho una prima sensazione sgradevole, per esempio un'accelerazione della frequenza respiratoria (iperpnea) che, in quanto tale, non desidero avere, quindi cerco di reprimerla. Il mio tentativo di controllare tale reazione incontrollabile, che scatta al di sotto della soglia cosciente, è tuttavia fallimentare e più cerco di controllarla più ne perdo il controllo, più cerco di diminuirla più essa aumenta. Pensiamo all'aumento della frequenza respiratoria che, in situazioni di stress, è la prima reazione fisiologica che l'organismo manifesta, al di sotto del controllo cosciente e in assenza evidente di scompenso organico. L'incremento della frequenza del respiro determina, in presenza di normali concentrazioni di ossigeno a livello ematico (98%), una riduzione delle riserve di anidride carbonica che dal sangue affluiscono agli alveoli polmonari per poi venire eliminate dai polmoni. In altri termini, si crea un'alterazione dell'equilibrio acido-base a livello ematico e, come conseguenza di ciò, l'organismo mette in atto una serie di meccanismi di protezione ai fini di riequilibrarsi. Tali meccanismi (vasocostrizione e broncospasmo) vanno poi a scatenare i classici sintomi che il panicante riferisce, tra cui dolore al petto, difficoltà respiratoria con conseguenti vertigini, formicolio delle estremità, sensazione di testa vuota o di svenimento, successivi all'ipossia da vasocostrizione. Tali reazioni sono, come anticipato, fisiologiche e sono funzionali perché l'organismo possa riequilibrarsi, cosa che avverrebbe in breve tempo se non scattasse, a questo punto, il controllo cosciente della situazione. La persona, spaventata da tali segnali, spesso interpretati come inequivocabile segno di morte imminente o del fatto che il proprio corpo stia impazzendo, cerca di bloccare ciò che non è possibile bloccare, ovvero una reazione fisiologica necessaria all'organismo per recuperare. Non riuscendoci, si agita ulteriormente e crea un circolo vizioso per cui più si spaventa più l'organismo ha bisogno di ristabilire il proprio equilibrio, e quello che nella maggioranza delle situazioni è un processo con una durata precisa e segno che l'organismo sta rispondendo adeguatamente agli stimoli esterni, diventa il famoso picco dell'attacco di panico.

Un gruppo di ricercatori americani nel campo della salute mentale, proprio nel tentativo di individuare cosa succedesse a livello fisiologico con l'insorgere della paura, ha rilevato attraverso la tomografia assiale computerizzata due livelli di attivazione cerebrale nel corso di un attacco di panico. Un primo livello riguarda il palencefalo, ovvero amigdala, ippocampo e corpo ceruleo, e si tratta di un tipo di attivazione che scatta spontaneamente, prima che possa intervenire il controllo razionale, mentre un secondo si verifica a livello della corteccia. Quando il messaggio arriva alla corteccia, le sensazioni temute sono già state attivate e si innesca un'acerrima lotta tra la « mente moderna » e la « mente arcaica » dove la prima cerca, in maniera razionale, di reprimere ciò che appartiene al pathos, alle sensazioni, ed è inevitabilmente destinata a fallire. Le sensazioni aumentano, non essendo controllabili fanno ancora più paura, e la persona va in tilt. Il problema si verifica dunque, secondo questi ricercatori, quando le sensazioni arrivano alla corteccia che, nel tentativo di scacciare la paura, la rende ancora più forte. Se io insegno alla persona, invece che a ridurre, a incrementare le sensazioni, aumentarle e renderle ancora più vivide, si realizza quello che è stato definito « effetto di saturazione transmarginale » (Eysenck), per cui le sensazioni arrivano a saturarsi a livello della mente arcaica e vengono in questo modo represse prima di arrivare alla mente moderna.

In altri termini, così come il modo migliore per spegnere un fuoco evitando eventuali effetti collaterali e potendo riutilizzare la legna quando necessario consiste nell'aggiungere tanta legna fino a farlo soffocare per debito di ossigeno, allo stesso modo, per vincere la paura, il modo più funzionale e meno dispendioso consiste nel portarla a saturazione cercando di incrementarla. Invece di scappare o tentare di controllarla, la cerco, la incremento, evitando di darle quel potere per il quale essa diviene sempre più forte ed eclatante; la paura non è più paura ma diventa coraggio, tornando a essere una risorsa anziché un limite.

« Cambiare sempre rimanendo gli stessi » è uno stratagemma che si riferisce non tanto alla figura del paziente quanto piuttosto a quella del terapeuta, del manager, ovvero colui che deve creare e gestire il cambiamento, in quanto richiede di avere acquisito la capacità di gestire tutti gli altri stratagemmi in modo strategico. Pertanto siamo al livello dell'apprendimento e della formazione personale che permette di essere realmente capaci di applicare gli stratagemmi.

In questo caso la lettura può essere duplice a seconda del punto di vista dal quale lo si guarda, nel senso che la logica che lo muove può essere sia quella della contraddizione – come vedremo più avanti – che quella del paradosso. «Cambiare sempre rimanendo gli stessi» obbedisce a una logica paradossale considerando il fatto che, pur potendo modificare le mie strategie, quindi il mio comportamento, applicando quelle che di volta in volta appaiono essere più utili a seconda della situazione, sono io che racchiudo in me molteplici possibilità e non muterò a seconda del punto di vista che andrò ad assumere. Potrò essere direttivo con un ossessivo-compulsivo, morbido e strategicamente gentile con un paranoico, duro con un depresso che fa la vittima, suggestivo con un panicante al quale prescrivo la peggiore fantasia. Si tratta di quella dose di flessibilità che mi consente di cambiare continuamente pur rimanendo sempre la stessa persona, che è poi il concetto di equilibrio. L'equilibrio, infatti, non è stasi bensì movimento, o meglio l'equilibrio si mantiene nel movimento, mentre qualsiasi verità ferma, assoluta viene esclusa, optando per una danza fra gli estremi e trovando sempre un equilibrio nell'oscillazione. La metafora che meglio rappresenta quest'idea è l'acqua, ossia l'elemento naturale che vince su tutto perché si adatta a tutto – può essere liquida, solida o gassosa, adeguandosi continuamente alle circostanze – ma, alla fin fine, rimane sempre acqua.

A questo proposito nell'*Arte della guerra* (1998) Sun Tzu scrive: «L'acqua è una metafora della configurazione tattica strategica. Nei suoi movimenti, abbandona le alture e si affretta verso il basso. La configurazione tattica strategica abbandona il sostanziale per immergersi nel vuoto.

L'acqua fluisce sistematicamente, conformandosi [alle pieghe] del terreno; la strategia persegue sistematicamente la vittoria, conformandosi [ai movimenti] del nemico.

«In effetti, la strategia non segue una linea di tendenza costante, e l'acqua non possiede una configurazione costante. (...) Sii veloce come il vento; lento come una pianta; aggressivo come il fuoco; immobile come una montagna; inconoscibile come lo yin; irruento come il tuono». E ancora: «... chi è abile, si dimostri maldestro; chi è utile, si mostri inutile. Chi è affidabile, si mostri scostante; chi è scostante, si mostri affidabile [chi è nelle vicinanze, si mostri remoto; chi si trova in lontananza, si mostri prossimo]» (Sun Tzu, 1998).

Ma forse l'immagine che meglio esprime l'essenza del concetto di mutamento costante nel persistere è quella di Eraclito: «Il corso del fiume rimane lo stesso, ma l'acqua cambia sempre».

Logica della contraddizione

«Partire dopo per arrivare prima» rappresenta una delle prove più evidenti che la contraddizione non è un errore da correggere ma uno strumento da utilizzare, soprattutto nella comunicazione. Quando dobbiamo conoscere qualcosa o intervenire su qualcosa, l'arte di fare domande è molto più efficace dell'arte di fare affermazioni.

Pensiamo a un uomo intelligente, piacevole, che esce con una donna che si aspetta di essere sedotta da lui, ma l'idea di seduzione del suo accompagnatore coincide col fare una conferenza sui propri meriti. Risultato: un disastro. Immaginiamo invece che l'uomo, durante la cena, eviti di parlare di se stesso e faccia domande alla donna, non intrusive, soft, e che la faccia parlare di sé stimolando la sua vanità. Risultato: l'ha già conquistata. Questo è uno dei primi passi della seduzione verbale.

Non è un caso che, nella tecnica evoluta del dialogo strategico (Nardone, Salvini, 2004), usiamo le domande per fare in modo che con le proprie risposte l'interlocutore costruisca il cambiamento: faccio la domanda e apro la porta all'interlocutore, quindi apparentemente parto dopo con la mia domanda successiva o parafrasi della sua risposta, ma arrivo prima perché l'altro si è aperto completamente. È la tecnica di far cadere l'interlocutore in contraddizione con se stesso mediante le domande e di fare in modo che sia lui a scoprire l'alternativa anziché suggerirgliela direttamente. Di nuovo si lavora sull'autoinganno e non sulla direttività.

I miei colleghi cognitivisti avrebbero sicuramente qualcosa da controbattere in proposito, ritenendo che la persona debba dapprima capire per poi agire differentemente, come se la ragione fosse in grado di far cambiare alla persona la propria percezione della realtà. Ma se così fosse, questa non avrebbe neppure bisogno di venire da noi, data la naturale tendenza dell'essere umano a voler cercare continuamente nel raziocinio rassicurazioni rispetto alle proprie incertezze o paure.

Come scrive Sun Tzu: «... all'inizio, mostratevi come una donnetta, cosicché il nemico vi apra una porta; in seguito, vigili e all'erta, cosicché non riesca a opporvi resistenza» (Sun Tzu, 1998).

Un'altra applicazione di questo stesso stratagemma riguarda quella modalità relazionale da me definita, al femminile e non solo, «prostituzione relazionale» (Muriana, Pettenò, Verbitz, 2006).

Si presenta da me una bella donna che, al di là della scarsa cura del suo aspetto, riferisce di soffrire di depressione da dieci anni, intervallata da attacchi di panico che sono attualmente più controllabili di quanto non fosse qualche anno fa, avendo lei imparato a evitare di combatterli. Al momento dice di essere apatica, disinteressata, rinunciataria, a parte nel lavoro che rappresenta l'unico aggancio con il mondo. Da poco è andata a vivere da sola, e il suo senso di solitudine si è molto accentuato. Le relazioni sono da sempre il suo dramma, poiché vive una forte ambivalenza, oltre che con il partner, anche con se stessa: quando un uomo non è suo lo vuole, quando riesce a conquistarlo arriva a odiarlo e fa di tutto perché si allontani da lei, tanto che, da sei anni, ha una storia con un uomo sposato, che le permette di vivere la sua ambivalenza senza troppe conseguenze. Nei rapporti con le altre persone sente di essere un peso, quindi, avendo la sensazione di essere sempre fuori luogo e fuori tempo, ha fatto in modo che tutti la amino, nel senso che lei è sempre quella disponibile, brava, pronta a rispondere alle richieste altrui sia nel lavoro che nella vita in genere. Ridefinisco quest'ultimo passaggio dicendo alla donna: «Posso usare un termine forte? Prostituta relazionale. Quindi ti sei prostituita perché tutti ti dimostrassero 'Ti vogliamo bene', ma in realtà la fregatura è che tutti ti vogliono bene per quello che fai, non per quello che sei. E dentro di te rimane l'idea che 'Se sapessero esattamente quella che sono, mi rifiuterebbero tutti'. Questo, alla fine, ti fa sentire ancora più sola, dato che tu hai amore, stima, ma solo per quanto fai, non per quello che sei. Pertanto, questa cosa che ti ha aiutato a proteggerti, in realtà ti ha affondato e continua ad affondarti, poiché conferma ancora di più la tua incapacità e la tua solitudine. Il tuo essere disperatamente sola».

Dopo avere costruito, attraverso le conferme progressive della paziente, una serie di accordi rispetto alla sua situazione, e aver riassunto per ridefinire le sue parole, le propongo una prescrizione che di solito va a smontare la struttura del problema. Le chiedo, per le due settimane successive, di cominciare a comportarsi come se non temesse il giudizio degli altri e, tra le altre cose che le verranno in mente, di dire a chi le faccia una richiesta e cominciando dalle più piccole, almeno una volta al giorno: « Scusa, vorrei, ma non posso ».

La donna torna dicendo di avere eseguito la prescrizione e che, oltre ad aver detto quotidianamente quella frase che prima neppure si sognava di potere un giorno pronunciare se non nei confronti di se stessa, ha detto e fatto diverse cose che non corrispondevano pienamente alle richieste o alle aspettative altrui. Oltre a essersi sentita bene nella nuova prospettiva, si è resa conto che gli altri non l'hanno rifiutata per questo, anzi, si è sentita molto più apprezzata e accettata da loro. Per le settimane successive mantengo la prescrizione del « come se » ma modificando la frase che dovrà dire almeno una volta al giorno: « Scusa, vorrei, ma ho una cosa più importante da fare ». La paziente esce dal mio studio con aria divertita e la volta successiva mi racconta che la sua capacità di affermare se stessa e i propri desideri si è ulteriormente evoluta e che ci sono stati momenti in cui le sensazioni di angoscia che prima la affliggevano costantemente sembravano essere un ricordo, oltre al fatto di sentirsi sempre più apprezzata dagli altri, tanto che ha cominciato a uscire e a ventilare la possibilità di lasciare l'amante. Le prescrivo allora l'ultima fase del percorso di emancipazione dalla « prostituzione relazionale », ovvero, a chi le faccia una richiesta, qualche volta in un giorno, volontariamente e quando le andrà, dovrà rispondere: « Potrei, ma non voglio ».

Inutile dire che la donna torna da me in quarta seduta

e mi dice che ha lasciato l'amante, ha ricominciato a uscire in maniera costante, si sente molto più rilassata quando è in compagnia e non più sotto la lente d'ingrandimento. Ora gli altri la conoscono per quello che realmente è e di conseguenza si sente apprezzata, poiché gli altri sono spesso lo specchio attraverso il quale vediamo e riconosciamo noi stessi; si piace molto più di prima, tanto che il look è molto più curato e, per la prima volta, svela di non essere la segretaria di uno studio medico, come aveva asserito all'inizio mettendosi in una posizione completamente one-down, ma è un medico odontoiatra, proprietaria dello studio nel quale lavora.

Quella che io definisco «prostituta relazionale» è una persona che assecondando continuamente gli altri pensa di ottenerne molto più facilmente il consenso, ovvero pensa di partire dopo per arrivare prima. Il problema, in questo caso, è che il copione di chi dice sempre sì si struttura e, una volta strutturato e manifestato agli altri, è facile venire colti dal timore di potersi mostrare in maniera diversa, tanto che la persona rimane prigioniera del ruolo che si è costruita; quindi, in realtà, parte dopo ma non arriva. Attraverso la prescrizione e la progressiva evoluzione dello «Scusa, vorrei ma non posso», faccio in modo che la paziente stravolga completamente la sua usuale modalità di interazione ma lo faccio molto gradualmente poiché, se le chiedessi di cominciare a proporsi per come realmente è, non riuscirebbe, anche perché probabilmente non sa nemmeno più distinguere la maschera dalla persona. Quindi in apparenza parte dopo ma, sentendosi protetta – in primis per l'anticipazione delle scuse, in generale per la modalità che dovrà adottare, ovvero la formula nel suo complesso – arriverà prima poiché riuscirà, gradualmente, a raggiungere i tre step fino a giungere all'obiettivo. Questo con molta probabilità non sarebbe successo se le avessimo proposto un compito troppo espositivo. Ecco un esempio di come spesso partendo dopo si arrivi prima e molto più facilmente di quanto possa apparire, ovvero di come in molti casi non occorrano, di fronte a problemi complicati, soluzioni altrettanto complicate.

«Intorbidire le acque per fare venire a galla i pesci» è uno stratagemma particolare perché contiene in sé una contraddizione in termini che viola completamente la logica del buon senso. Nella logica del senso comune, per vedere il pesce devo rendere l'acqua più limpida ma riuscire ad acchiappare un pesce nell'acqua limpida è veramente un'impresa; il pesce sarà sempre più veloce di noi. Se invece intorbidiamo l'acqua, facciamo in modo che il pesce voglia salire in superficie perché non ci vede più, e sarà lui a venire da noi. Si tratta di una tecnica idonea ogni volta che abbiamo di fronte una persona iper-razionale, che vuole chiarire ogni cosa ma che, volendo chiarire tutto, ragionando, iper-razionalizzando, complica ulteriormente le cose. In questi casi dobbiamo fare in modo di creare ulteriore complicazione per fare sì che la persona cerchi semplificazione. Si tratta di uno degli stratagemmi più difficili da applicare.

Ricordo una dimostrazione fatta assieme a Paul Watzlawick tanti anni fa a Siviglia; si presentò un finto paziente, uno psichiatra di formazione psicoanalitica, il cui obiettivo era dimostrare l'inefficacia del nostro intervento. Paul, con la gentilezza che lo contraddistingueva, mi ha subito detto: «Vai Giorgio, vai tu, fai tu la performance e io ti supervisiono». Il mio interlocutore ha cominciato a rispondere alle domande che gli ponevo nelle maniere più incongruenti possibili, cercando di mettere in difficoltà l'analisi delle tentate soluzioni e la definizione del problema. Vista la situazione, ho cominciato a fare con lui il gioco dell'«intorbidire le acque per far venire a galla i pesci» di fronte a un pubblico di centinaia di psichiatri rigidamente razionalisti. Ho iniziato con una domanda un po' insolita, quanto meno inaspettata: «Lei sa che oggi è sabato?» Certamente. «Lei sa che ieri era venerdì?» Certo. «Lei sa che domani sarà domenica?» Sicuro. «Lei sa che il giorno prima di ieri era giovedì? E lo sa che fra un mese esatto sarà di nuovo venerdì?» E su questa scia una serie di altre domande pazze, finché il nostro paziente disse: «Basta. Siamo qui per fare una dimostrazione della sua tecnica, quindi mi faccia delle domande dirette». A questo punto ho cominciato a fare domande e il nostro apparentemente finto paziente cominciò a rispondere coerentemente; era tanta la confusione creata che si era sentito lui in difficoltà e si è voluto aggrappare alla prima cosa sicura, ovvero «Siamo qui per fare una dimostrazione, quindi mi faccia delle domande e io risponderò». Così è rimasto completamente disarmato rispetto alla sua posizione squalificante precedente.

Un altro ricordo, legato all'amico Gianfranco Cecchin, è relativo a una famosa seduta fatta assieme a lui con un paziente chiaramente schizofrenico (Nardone, 1998). Arrivata la famiglia, Lorenzo è entrato, ha guardato Gianfranco e ha dichiarato: «Tu pensi che le centrali nucleari siano 1234 ma ti sbagli perché tu hai 1234 peli nella barba ma le centrali nucleari sono 1236. Io lo so bene perché sono una spia russa scappata oltre la cortina di ferro e sono andato a lavorare per la CIA, poi ad Atlantide, ma mi hanno cacciato perché fumavo». Un classico delirio schizofrenico. A questo punto, siccome io e Gianfranco eravamo sintonizzati, lui ha smesso le domande circolari e io ho detto al paziente, guardandolo negli occhi: «Hai ragione. Ad

Atlantide erano veramente molto severi. Hanno cacciato anche me perché avevo l'alito cattivo, infatti ero uno squalo che vagava al largo delle coste del Mozambico e mangiavo i cadaveri buttati giù dalle navi dei pirati». Lui si è fermato e ha guardato i genitori dicendo: «Dove mi avete portato? Io ho bisogno di parlare con un dottore per i problemi che ho con mio cognato che è entrato nella famiglia e ha usurpato il mio posto». A questo punto Gianfranco ha ricominciato con le domande circolari. Durante la seduta abbiamo alternato questa danza: io controdeliravo quando partiva il delirio fino a quando Lorenzo tornava con i piedi per terra, e allora Gianfranco poteva continuare con l'indagine. Alla fine della seduta abbiamo fatto il break, come è usuale nella terapia sistemica di Milano, siamo andati in sala osservazione e abbiamo costruito un rituale terapeutico per la famiglia che fosse, di nuovo, un modo per «intorbidire le acque per far venire a galla i pesci». Per la seduta successiva la famiglia doveva organizzare la punizione e l'espulsione del cavaliere usurpatore e l'incoronazione del vero principe.

Durante l'indagine, infatti, Gianfranco aveva fatto emergere che la sorella di Lorenzo, primogenito della famiglia, aveva sposato un avvocato di origini molto elevate, a differenza delle loro; tutti avevano iniziato ad affidarsi a lui e Lorenzo si era sentito usurpato dal trono di principe, manifestando reazioni violente e deliranti; aveva già subito molti ricoveri coatti. Alla seduta successiva la famiglia ha portato una corona e una spada di quelle che si usano a carnevale e abbiamo inscenato il rituale di reincoronazione del principe, che ha funzionato benissimo perché il delirio, dopo già notevoli miglioramenti avvenuti in seguito alla prima seduta, è immediatamente scomparso.

«Circolare contro lineare, lineare contro circolare» è uno stratagemma ben noto a tutti gli ingegneri, a tutti i meccanici: se voglio intervenire su una forza lineare devo usare una forza circolare, e la ruota è l'esempio migliore. Se voglio trasportare un oggetto uso qualcosa sul quale farlo rotolare, ma è vero anche il contrario, ossia se voglio fermare un tronco che rotola devo infilare un perno tra il tronco e la superficie di rotolamento, una forza lineare. Un principio importantissimo anche per il cambiamento terapeutico.

Immaginiamo di avere una persona estremamente verbosa nel presentare la sua storia, che comincia a parlare e non si ferma. Se usassimo un'indicazione ingenua tratta dalla tradizione ericksoniana, ovvero «Impara e usa il linguaggio del cliente» potremmo trovarci in difficoltà. Immaginiamo cosa succederebbe se parlassimo il linguaggio del cliente in questo caso, cioè lui parla veloce e noi facciamo la stessa cosa; arriveremmo a un'escalation simmetrica. Invece usiamo «lineare contro circolare»: lo lasciamo parlare, parlare e a un certo punto lanciamo una sentenza breve che è come una bomba, poi lo lasciamo parlare ancora e gli lanciamo un'altra bomba. Dopo un po' la persona smette e ci lascia spazio oppure quelle sentenze brevi gli arriveranno molto più chiare di assurde elucubrazioni e, in questa maniera, noi ci sintonizziamo con il paziente. «Sintonizzarsi» è un termine che uso per distinguere l'approccio evoluto da quello tradizionale ericksoniano o dalla tradizione umanista che vede nell'empatia la forma fondamentale di relazione terapeutica. Sintonizzarsi significa assumere la posizione complementare non al paziente ma a ciò che rende il cambiamento possibile. Facciamo due esempi concreti.

Nel primo caso, ho un paziente depresso che fa la vittima e assume una posizione rinunciataria; se faccio la stessa cosa, il risultato sarà un duello tra due depressi ma niente cambierà perché gli confermerò la posizione di rinuncia a qualunque azione. In questo caso la modalità più complementare consiste nell'essere molto direttivi, squalificando l'atteggiamento di rinuncia nei confronti della realtà e stanando il paziente dalla posizione di vittima; in altri termini, evitando di assecondare la sua visione. Potrò fare ricorso a un linguaggio più analogico, dichiarando per esempio: «Si è sconfitti solo quando ci si arrende» oppure «La rinuncia è un suicidio quotidiano» (Balzac, 1958; Nardone 2007a), facendo sentire alla persona che, se continuerà a rinunciare, non potrà che peggiorare. L'obiettivo sarà, come sopra, quello di stanare la persona dalla posizione di vittima che andrò a squalificare, altrimenti non la aiuto o, peggio, sarò complice di una sua ulteriore discesa verso il basso.

Al contrario, se abbiamo una persona estremamente aggressiva, che ci parla di tutta la rabbia che prova per chi pensa che sia suo nemico, dobbiamo essere circolari; dobbiamo avvolgerla, riuscire a farci molto morbidi e assorbire tutta l'aggressività, tutta la rabbia per riorientarla nella direzione di farla defluire. Prescriveremo al nostro paziente di scrivere ogni giorno una lettera con tutte le cose peggiori rivolta alla persona o alle persone verso le quali si prova odio. Le lettere verranno portate a noi per fare in modo che la rabbia defluisca. Anche in questo caso l'intervento calza con il tipo di soluzione perché è complementare al cambiamento. Quando Eraclito ci dice che «Ogni cosa si rovescia su se stessa e si evolve» esprime bene il concetto di lineare contro circolare, dove fare apparentemente il contrario è essere complementari con quella circostanza.

Una differente applicazione di questo stesso stratagemma, che consente di sbloccare in brevissimo tempo situazioni talvolta pesanti da gestire, riguarda l'intervento sulle famiglie.

Mi sovviene, a questo proposito, il caso di una coppia, marito e moglie, che si presenta come ostaggio dei due figli i quali, essendo abituati ad avere di tutto e di più, tengono completamente in scacco i due genitori. Entrambi ammettono di essere stati eccessivamente protettivi nei confronti della prole e di aver costruito una situazione nella quale ora i figli si aspettano di ricevere tutto da loro, come se fosse un diritto, nonostante siano entrambi maggiorenni. I due aguzzini vivono entrambi in casa, che considerano alla stregua di un albergo, vanno all'università senza dare esami, folleggiano di sera e il giorno dormono e, nonostante la «paghetta» mensile, fanno continue richieste ai genitori. Naturalmente non mancano i soldi per le vacanze, per la macchina ultimo modello, per la moto. Quando, durante il weekend, tornano in famiglia, si comportano come se la casa natale fosse un rifugio piuttosto che un luogo di affetti, quindi non sono mai a casa e non si preoccupano neppure di rifare il letto. I genitori dicono di essere esasperati dalla situazione poiché, entrambi in pensione, pensavano di potere cominciare a godere di un po' di tranquillità ma non se lo possono permettere per consentire ai due principi di mantenere il tenore di vita che è stato loro sempre garantito.

Si tratta di una situazione in realtà abbastanza usuale, che caratterizza la maggioranza delle famiglie italiane dove i genitori con le migliori intenzioni producono gli effetti peggiori, poiché nella situazione migliore producono figli irresponsabili. In casi di questo genere, dove si assiste a quella che Paul Watzlawick chiamerebbe «complementarietà patogena», con l'aguzzino da un lato e la vittima che permette all'aguzzino di renderla tale ma che a sua volta dà ragione di esistere all'aguzzino, intervengo di solito proponendo una manovra che ribalta completamente la situazione iniziale.

Prescrivo ai genitori, dopo aver chiesto un ulteriore sacrificio, di introdurre nei confronti dei figli, ogni giorno, un piccolo boicottaggio, ovvero «Scusa, vorrei ma non posso...» nei confronti di eventuali richieste, oppure di evitare di fare qualcosa che si era stabilito per poi scusarsi. I due genitori tornano la volta successiva dicendo che la situazione si è un po' modificata, nel senso che i figli, dopo un iniziale sconcerto per il cambiamento della situazione, hanno cominciato a rimboccarsi le maniche e a fare piccole cose a casa, per esempio il proprio letto, dal momento che la mamma ha evitato sistematicamente di farlo, o a sparecchiare. Mano a mano, preferendo lo studio alle faccende domestiche, entrambi hanno ricominciato a studiare, con calma, ma hanno iniziato. Continuando su questa scia, la situazione è completamente mutata rispetto alla richiesta iniziale. I genitori possono finalmente godersi la tanto bramata pensione.

In questo caso l'intervento consiste nell'inserire, nell'ambito di una complementarietà patogena, piccoli elementi di simmetria che, come il perno fa con la ruota, hanno gradualmente bloccato la tentata soluzione dei genitori di essere sempre solleciti verso le necessità dei figli. Questi a loro volta hanno sentito per la prima volta di essere in grado di fare qualcosa di differente o di più, assumendosene la responsabilità. I ruoli sono stati ristabiliti e l'apparente vittoria dei genitori è in realtà una vittoria soprattutto dei due giovani che finalmente, da coloro che subiscono quello che costruiscono, sono divenuti coloro che gestiscono quello che costruiscono.

«Uccidere il serpente con il suo stesso veleno» è catturare l'energia del disturbo e riorientarla per portarlo alla sua distruzione. Lo stratagemma può obbedire alla logica della credenza o a quella della contraddizione, rispettivamente se applicato dalla persona nei confronti di se stessa o dalla persona nei confronti degli altri.

Viene utilizzato seguendo una logica contraddittoria: quando qualcuno mi butta addosso del veleno, io lo prendo e glielo ridò.

Esemplificativo è il caso di una donna, sui cinquant'anni, che arriva da me portata all'esasperazione da una sorella malata che ha letteralmente condizionato tutta la sua vita. Data la malattia, la famiglia, lei compresa, ha sempre cercato di agevolarla in tutto, tanto che lei è riuscita a formarsi una famiglia e non le è mai stato chiesto alcunché dai genitori che, prima di morire, sono stati accuditi dalla sorella sana. La scarsa presenza di questa ha contribuito a far sì che il suo matrimonio naufragasse e ora si ritrova sola a dovere gestire la sorella che, con deliri persecutori, è ultimamente peggiorata a causa di un'eredità lasciata dai genitori al 50% e rispetto alla quale si accendono le discussioni più assurde. Al momento la sorella vive chiusa in casa quasi sempre, non risponde al telefono, e quando lei cerca di contattarla o viene rifiutata a priori oppure è oggetto di insulti e aggressioni sia verbali sia fisiche che non riesce più a tollerare. Altro problema sono i messaggi che la sorella le invia a frotte ogni giorno con continue richieste che, ultimamente, ha deciso di non soddisfare, con il risultato di acuire la sua sensazione di essere oggetto di complotti e di persecuzione da parte sua e del mondo esterno in generale. Il suo obiettivo è quello di potere da un lato essere di aiuto alla sorella che al momento è pressoché inaccessibile e che teme, ma d'altra parte vorrebbe liberarsene per cominciare finalmente a vivere. Dice che sono la sua ultima spiaggia: dopo aver cercato di mettere dei paletti ai comportamenti della sorella, si è rivolta al medico di base, poi allo psichiatra, fino ad arrivare, disperata, a consultare un esorcista.

Propongo alla donna di fare un esperimento, ovvero di andare tutti i giorni dalla sorella portandole ogni volta un piccolo regalo ed esordire dicendo: «Sono venuta per dirti una cosa: sono andata da un dottore per farmi aiutare e lui mi ha detto che devo sentirmi in colpa con te e di chiederti scusa per quello che ho fatto e per quello che non ho fatto. Tutto quello che di peggio vuoi dirmi, dillo». Per tutto il tempo in cui la sorella parlerà, ossia finché ne avrà, lei dovrà stare in religioso silenzio, quindi andarsene e tornare il giorno dopo mettendo in atto la stessa recita.

La donna torna dopo due settimane raccontandomi, con tono incredulo, di avere fatto la recita, e che la sorella, con sua grande sorpresa, ha subito accettato le scuse dicendole addirittura di non avere nulla di cui infamarla perché entrambe, in realtà, sono vittime di un complotto. Quando non è riuscita ad andare dalla sorella è stata quest'ultima a farle visita. Gli episodi di aggressività sono scomparsi fin dal primo giorno.

Dico alla donna di mantenere la rotta e di chiamare ogni tanto la sorella scusandosi in anticipo per il fatto di non poter andare a trovarla. Mano a mano, la donna è riuscita a gestire sempre più la sorella, liberandosi dall'illusione di poter avere con lei un rapporto da amica vista la sua grave patologia, ma anche dalla paura di eventuali aggressioni. La sorella pensa ancora che qualcuno entri in casa sua e che gli altri complottino contro di lei, ma non tiene più in scacco l'unica persona che ora è diventata talmente brava da chiederle consiglio su come risolvere i problemi e che si è finalmente resa autonoma, prendendosi sempre più spazi nei quali ha cominciato, per la prima volta nella sua vita, a pensare a sé.

È stata sufficiente una singola manovra per smontare la rabbia e la sensazione di persecuzione della sorella nei confronti della paziente. Non si tratta, contrariamente a quanto può apparire, di qualcosa di magico, bensì di una tecnica mirata e rigorosa, cucita su misura sul caso specifico ben sapendo cosa avrebbe provocato.

Quando una o più persone ci buttano addosso del veleno, rispondere in maniera aggressiva è il modo migliore per alimentarlo, in quanto confermiamo all'altro che abbiamo qualcosa contro di lui, quindi la sua credenza di essere perseguitato. Se invece rispondo all'aggressività dell'altro con la gentilezza, o addirittura, come in questo caso, anticipando la sua aggressività con una dichiarazione come quella che ho fatto recitare alla donna, allora colui che ci butta addosso il veleno rimarrà spiazzato e non troverà conferme della propria falsa credenza originaria. Al contrario, il mio comportamento e le mie parole andranno gradualmente a costruire una nuova credenza, ovvero quella per la quale invece che un nemico sono un alleato, o comunque non più qualcuno da combattere. In questo modo uccido il serpente con il suo stesso veleno.

«Cambiare sempre per rimanere gli stessi», come anticipato, si riferisce alla persona che abbia acquisito un'abilità tale da saper usare strategicamente tutti gli stratagemmi utili a produrre il cambiamento o a gestire le difficoltà. Si tratta di un criterio che può essere letto in base alla logica del paradosso, come detto, ma anche alla logica della contraddizione. Lo stratagemma obbedisce a una logica contraddittoria riferendosi alla capacità di fluttuare da un punto di vista a quello opposto, alla flessibilità che mi consente di essere prima duro poi morbido, prima direttivo poi ingiuntivo, prima vicino poi distaccato.

Si tratta di un'abilità per acquisire e mantenere la quale occorre un esercizio costante affinché la mente si mantenga elastica e si liberi dalla necessità, talvolta limitante, di avere punti fermi. Per mantenerci elastici, è fondamentale riuscire a guardare una stessa realtà da diversi punti di vista e generalizzare tale tendenza a tutte le situazioni possibili in modo che diventi sempre più immediata fino a essere spontanea.

Si tratta di un prerequisito che rende possibile la maggioranza delle nostre abilità, quindi va esercitata quale fondamento della propria personalità. Se diveniamo capaci di mutare costantemente e di sposare il punto di vista o il comportamento di volta in volta più funzionale, da un lato, saremo infatti abili nel sintonizzarci con le esigenze del nostro interlocutore facendolo sentire a proprio agio e completamente compreso per poi guidarlo, attraverso artifici retorici complementari al suo stile linguistico e relazionale, a cambiare il suo punto di vista, annullando le possibili resistenze. D'altro canto, tali capacità ci aiuteranno a confrontarci con i nostri limiti superandoli, talvolta accettandoli, altre volte ancora trasformandoli in risorse.

Come ogni cosa che si irrigidisce diventa fragile e rischia di rompersi, lo stesso vale per la nostra personalità che, irrigidendosi, diviene vittima della propria fragilità. Tutto ciò corrisponde all'«imperativo etico» di Heinz von Foerster: «Comportati sempre in modo da aumentare le possibilità di scelta» (von Foerster, 1973).

Logica della credenza

«Solcare il mare all'insaputa del cielo» si basa sul criterio non ordinario di spostare l'attenzione da quello che vogliamo ottenere a qualche cosa che catturi l'attenzione e che renda possibile ciò che fino a quel momento è stato impossibile.

Se ho di fronte una persona estremamente preoccupata

nello svolgere un compito o nel fare qualche cosa che la spaventa, posso costruire un rituale terapeutico o una prescrizione terapeutica che sposti la sua attenzione dal tentativo di migliorare la propria prestazione a qualcos'altro. Lo stratagemma si applica in tutti i casi in cui il problema si regge su un eccesso di attenzione a quello che si sta facendo come quando, per timore di fare una cosa, accordiamo troppa attenzione a questa paura che in questo modo aumenta invece che ridursi, come nell'ansia da prestazione o nelle monofobie.

Immaginiamo che venga da me una persona che esordisce dicendo: «Ho il terrore di volare». I miei collaboratori e io abbiamo messo a punto una prescrizione per la paura del volo la cui percentuale di successo per quanto mi riguarda è del 99%; non si tratta ovviamente di una fobia ma di una paura focalizzata, quindi molto semplice da far superare. Consideriamo che chi ha paura di volare teme soprattutto tutta la fase precedente al volo, quindi, se riusciamo a farlo salire sull'aereo, aiutati da un rituale che sposti l'attenzione da mettere in atto durante il volo, di solito la paura passa.

Dopo aver fatto la prescrizione paradossale della peggiore fantasia (che fa parte di un altro stratagemma, ma ciò che è veramente importante in questo caso è quanto prescrivo dopo) chiedo alla persona di presentarsi all'aeroporto. La persona deve arrivare al check in, consegnare il bagaglio e fare due cose: in primo luogo, cominciare a guardare tutte le persone che sono in attesa del volo e cercare di vedere in loro tutti i segni della paura, stando molto attento ai momenti topici. Poi quando viene chiamato il volo, chiedo di osservare le persone che vanno avanti e indietro e quelle che stanno ferme, come bloccate, o ancora le persone che si grattano o che hanno lo sguardo fisso. Altro momento topico è quando bisogna mettersi in fila e lì, oltre a osservare i segni della paura, il nostro paziente dovrà fare anche una cosa con se stesso, ossia incrociare le dita, chiudere le mani e serrare le dita, individuare il pollice dominante, rovesciarlo e pigiare: «Ogni volta che senti paura comincia a pigiare, fino a sentire male». Dovrà rimanere per tutto il tempo dell'attesa così, guardando la paura negli altri, incrociando le dita e, se necessario, pigiando forte. Una volta a bordo dovrà prestare attenzione ai momenti anche più critici dei precedenti, il motore che si accende, l'aereo che comincia a muoversi, ad accelerare, e guardare le facce impaurite dei passeggeri pigiando forte sul dito, soprattutto quando l'aereo farà la prima curva. Dovrà rimanere con le dita così fino a quando la paura sarà svanita – e in questo modo abbiamo lanciato la credenza, la profezia che la paura sparirà. Una volta arrivato a destinazione mi telefonerà, e poi magari potrebbe spedirmi una cartolina. In questi anni ho ricevuto tantissime cartoline.

Che cosa è successo? Abbiamo una paura anticipatoria che si basa appunto sul tentativo di anticipare e controllare la paura concentrandosi sulla paura stessa, ma che la fa aumentare. Il rituale che faccio eseguire alla persona sposta la sua attenzione su ciò che deve svolgere, che è tra l'altro anche un po' stupido e imbarazzante; questo significa solcare il mare all'insaputa del cielo.

«Intorbidire le acque per far venire a galla i pesci», oltre a obbedire alla logica della contraddizione, come già citato, in una differente applicazione può essere utilizzato nel momento in cui abbiamo una credenza talmente rigida e strutturata, pur nella sua disfunzionalità, che occorre agire muovendo proprio da essa, destrutturandola dal suo interno.

Credo che un esempio possa meglio chiarire questo concetto e voglio farlo, ancora una volta, ricorrendo alla clinica.

È il caso di una donna, un'infermiera, che esordisce dicendomi di soffrire di un invalidante disturbo ossessivo-compulsivo che, in casa, la costringe a mettere in atto complessi rituali di pulizia con la funzione di proteggerla dallo «sporco». In altri termini, ogni volta che torna a casa deve eseguire una doccia accuratissima seguendo una specifica procedura e pulire la casa utilizzando potenti disinfettanti per purificare se stessa e il proprio «tempio» da agenti esterni che ritiene contaminanti. Una volta raggiunto il massimo del pulito deve fare sì che tutto rimanga perfettamente lindo, tanto che costringe il suo compagno a togliere le scarpe prima di entrare in casa e a recarsi immediatamente in bagno per fare anche lui una doccia purificante, camminando su specifici tappetini. Riferisce inoltre di evitare da tempo di invitare a cena o semplicemente per un caffè amici e parenti perché, non potendoli sottoporre alle stesse torture imposte al compagno, lo sporco entrerebbe in casa e lei sarebbe costretta a pulire di nuovo. Naturalmente, come accade frequentemente in situazioni di questo tipo, quando è fuori casa il problema non sussiste, visto che lavora addirittura presso un ospedale, nel reparto di malattie infettive, senza alcun problema.

In questo caso, abbiamo una persona che ci porta una tipologia particolare di disturbo ossessivo-compulsivo per la quale non calzano le manovre adottate in casi di altro tipo: abbiamo infatti due tipologie di rituale che si presentano insieme: un rituale «riparatorio», ovvero rivolto a riparare il danno dopo che si è verificato, e uno «preventivo», atto a far sì che lo sporco non contamini ciò che è stato pulito. La persona muove dalla credenza secondo la quale ciò che deve temere è lo «sporco», di conseguenza il suo intento, attraverso i rituali, è proprio far sì che tutto sia pulito.

Ciò che di solito propongo per problemi di questo tipo è appunto un'applicazione dello stratagemma dell'« intorbidire le acque per far venire a galla i pesci », ossia, attraverso il dialogo strategico, comincio a inserirmi nella credenza originaria della persona in modo tale da sovvertirla.

Tornando alla nostra infermiera, le dico dunque: « In base a quanto lei mi ha riferito, e se mi sbaglio mi corregga, quando è fuori, così come al lavoro, si sente libera dalla paura. Tutto è sporco, tutto è contaminato e, paradossalmente, la paura non compare. Quando è a casa, invece, nel suo tempio immacolato, dopo averlo reso tale, vive in funzione della paura che ciò che ha pulito possa sporcarsi, quindi adotta una serie di strategie perché il pulito ottenuto rimanga tale. La mia curiosità, a questo punto, è: la paura emerge quando è tutto sporco o quando è tutto pulito? » La donna risponde con sicurezza: « Quando è tutto pulito ». Allora continuo: « Bene, bene. Dunque, se non ho capito male, fuori non ha paura perché tutto è sporco, quindi non esiste nulla che possa essere contaminato, poiché tutto è già contaminato. A casa sua, essendo tutto pulito, le cose si complicano perché il pulito può essere contaminato e lo sporco prendere il potere e in questo modo farle paura. Nel suo tempio tutto pulito, quindi, è costretta a pulire quando vi entra, così come a essere costantemente vigile per far sì che ciò che è così lindo, immacolato, non si infetti ». La paziente risponde, con tono a metà tra lo stupito e il confuso: « Proprio così ». Vado quindi avanti chiedendole: « Se la paura emerge quando è tutto pulito e non quando tutto è sporco, secondo lei, deve avere più paura che tutto sia pulito o che tutto sia sporco? » La donna, a questo punto francamente interdetta e con uno strano sorriso mi dice: « Che tutto sia pulito ». A questo punto, concludo dicendole: «Bene, bene, bene. Se ciò di cui lei deve avere più paura non è lo sporco, quanto piuttosto il 'tutto pulito', ciò che dovremmo fare è proprio far sì che quello che ora è tutto pulito non lo sia più così perfettamente. In altri termini, se inserissimo nel suo pulito un piccolo sporco, non esisterebbe più il 'tutto pulito' perché sarebbe già contaminato dal piccolo sporco introdotto, quindi non avrebbe più nulla da difendere dalla contaminazione, perché in realtà la sua paura nasce proprio quando tutto è pulito, non quando il pulito è sporco. Di qui alla prossima volta che ci rivedremo, le chiedo dunque di inserire un piccolo sporco all'interno del pulito, il che si traduce in due possibilità; può pulire tutto, poi sporcare una piccola parte di ciò che ha pulito; oppure può, mentre pulisce, lasciare una piccola parte di sporco. Questo, sia rispetto alla sua casa che rispetto a se stessa. Una volta che avremo contaminato volontariamente ciò che fa più paura, ovvero il 'tutto pulito', la paura cesserà di esistere e il piccolo sporco la difenderà da ciò che più teme, ovvero dalla possibilità che esista qualcosa da contaminare».

La specifica serie di domande coincide in realtà con una ristrutturazione culminante con una prescrizione. La paziente non può non accettarla, perché è giunta lei stessa a definire, attraverso le proprie risposte, l'origine della sua paura e anche la modalità per combatterla. Il dialogo consente di far sentire differentemente, di abbassare le resistenze e di sovvertire la premessa/credenza erronea iniziale che, attraverso una logica stringente, giungeva a una conclusione/credenza errata. Siamo giunti – ma naturalmente lei è stata guidata da me – a una nuova premessa/credenza funzionale che, attraverso una logica altrettanto stringente, in questo caso giunge a una conclusione/credenza altrettanto funzionale quanto la premessa.

Usando le parole di William James, diremmo che «il vero è l'attributo di qualsiasi cosa si dimostri valida per quanto la crediamo» (James, 1901).

«Uccidere il serpente con il suo stesso veleno» è catturare l'energia del disturbo e riorientarla per portarlo alla distruzione. Come anticipato, quando è applicato dalla persona nei confronti di se stessa, lo stratagemma obbedisce alla logica della credenza. Il miglior esempio di ciò viene dal nostro lavoro su una patologia di moda che non esiste: il mobbing. Esistono sportelli anti-mobbing ovunque, poiché chiunque si senta abusato sul lavoro denuncia di mobbing il superiore o il collega. Avendo trattato molti casi di questo tipo, è emerso che di solito la terapia dura una seduta, utilizzando però una prescrizione che richiede una grande preparazione. Di solito viene detto a queste persone, assecondando la loro visione e senza mai squalificare il fatto che il capo le maltratta, che loro possono «uccidere il serpente con il suo stesso veleno». Usiamo proprio questa definizione perché chi si sente perseguitato ama l'idea della vendetta, quindi diremo che il miglior modo per uccidere il serpente è rimandargli indietro il veleno. Ma come si rimanda indietro il veleno? Evitando di combattere e rispondendo alle squalifiche o ai maltrattamenti ringraziando in questa maniera: «Sa, finora non avevo capito che lei fa tutto questo per aiutarmi a crescere, e io la ringrazio molto. Quindi, per favore, continui, perché mi aiuta». Questa dichiarazione ha un impatto notevole perché, se ringrazio la persona che mi vuole danneggiare, questa smette di essere aggressiva. La cosa più curiosa, tuttavia, rientra ancora una volta nell'ambito dell'autoinganno: ho dato questa prescrizione a decine di persone ma mai nessuna è tornata avendo effettivamente fatto quella dichiarazione; i pazienti invece mi dicono: «È veramente strano; il mio capo è cambiato, non è stato più cattivo, non mi ha più maltrattato. Che strano». Cosa è successo? È successo che la persona con l'arma segreta della vendetta, invece di assumere una posizione difensiva e vittimistica, si è posta in maniera più aperta e, attraverso il proprio cambiamento, ha modificato completamente l'atteggiamento del boss e la loro relazione reciproca. Quale serpente abbiamo ucciso? Quello dentro la persona che si sente perseguitata.

Recente è il caso di una coppia, marito e moglie, che mi presentano una situazione abbastanza pesante. La moglie, un'insegnante di sostegno, riferisce di avere degli scatti d'ira in famiglia con esplosioni di rabbia e aggressività sia verbale che fisica nei confronti del marito e dei figli piccoli, alternati da momenti di apatia e ritiro dalle mansioni quotidiane, tanto che arriva a trascurare le faccende domestiche e a non preparare i pasti. Con i parenti e i familiari si lamenta continuamente per i torti che essi le fanno subire, colpevolizzandoli. A scuola invece riesce a mantenere il controllo, dando di sé un'immagine antitetica rispetto a quella mostrata in famiglia. Al di fuori del lavoro evita di intrattenere relazioni con altre persone. Il marito, come i figli, subisce la situazione e mi dichiara che, dopo i molti tentativi fallimentari di risolvere il problema, sono venuti da me, come se fosse all'«ultima spiaggia». Prescrivo alla coppia, come di solito in casi di questo genere, di fare un compito per due settimane, che viene ingiunto come un rituale da mettere in atto ogni sera, prima o dopo cena: il marito dovrà mettersi comodo su un divano e la moglie di fronte a lui in piedi, dovranno caricare una sveglia in modo che suoni mezz'ora dopo e, in questa mezz'ora, la moglie dovrà lamentarsi dei torti subiti, esprimere tutta la sua aggressività, «vomitare» addosso al marito tutto ciò che non le va o che gli altri non fanno come lei vorrebbe. Il marito dovrà rimanere per tutto il tempo e indipendentemente da ciò che la moglie gli dirà in religioso silenzio, evitando di esprimere pareri o di entrare in escalation aggressiva con lei. Una volta suonata la sveglia, tutto finisce e ci si dà appuntamento alla sera dopo, evitando per il resto del tempo di tornare sull'argomento. Entrambi accettano di buon grado la mia richiesta, la moglie in quanto in questo modo ha la possibilità di esprimere tutta la sua rabbia e le sue lamentele senza che il marito la contraddica, e il marito poiché comprende immediatamente che in questo modo verrà infamato solo mezz'ora al giorno, mentre prima ciò accadeva per intere giornate. I due tornano dopo due settimane riferendo di avere messo in atto il rituale e che, stranamente, la situazione è cambiata rispetto a prima, nel senso che ci sono stati solo due giorni di fuoco, durante il weekend, mentre gli altri sono stati tranquilli. Era come se tutta la rabbia venisse canalizzata nei trenta minuti di «pulpito», permettendo alla donna di rimanere calma nel resto della giornata. Anche con i bambini le cose sono andate molto meglio; non è stata aggressiva con loro e neppure si è lamentata, e senza doversi forzare. Propongo di continuare, nelle due settimane successive, a mettere in atto ogni sera il «pulpito», associato alla congiura del silenzio del marito durante il rituale e di entrambi durante il giorno. In terza seduta i due si presentano dicendo che la situazione, finalmente, è tornata a essere come un tempo. La rabbia è completamente scemata nel corso del «pulpito», che non sempre è durato trenta minuti, la moglie ripeteva le stesse cose e in maniera non più aggressiva. La donna aveva modificato spontaneamente anche il suo modo di comportarsi in generale e non si erano più verificati momenti di apatia ma aveva vissuto all'insegna delle cose che le piaceva più fare, per sé e per i familiari. Entrambi mi dicono di essere felicissimi dei risultati raggiunti.

Quella descritta è una situazione molto tipica e, sebbene la situazione sia differente dalla precedente, la struttura del problema è la stessa: abbiamo una persona che, muovendo dalla credenza erronea secondo cui gli altri le fanno continuamente dei torti, si comporta con loro in maniera aggressiva, riversando quindi sugli altri tutto il veleno che monta dentro di sé. Attraverso il «pulpito», facciamo in modo che la rabbia venga canalizzata nei trenta minuti durante i quali, mano a mano, la persona smonta la credenza di essere perseguitata e arriva a concludere che il serpente che andiamo a uccidere con il suo stesso veleno è lei, non gli altri. La congiura del silenzio durante il giorno fa sì che si evitino escalation simmetriche da lei stessa innescate e che il nostro serpente non venga alimentato ma sedato, ricevendo in cambio gentilezza piuttosto che risposte aggressive.

Ho dato questa prescrizione anche a una mia allieva che si sentiva giudicata dai colleghi di corso; non ha avuto bisogno di fare alcuna dichiarazione, perché tutti coloro che prima vedeva come aggressivi, di colpo non lo erano più.

«Far salire il nemico in soffitta e togliere la scala» è uno stratagemma molto elaborato, in apparenza una contraddizione o un paradosso mentre in realtà si tratta di una credenza, perché per far salire il nemico in soffitta gli devo far credere che è vantaggioso. Il migliore esempio è la prescrizione già citata per il paziente ossessivo-compulsivo: «Ogniqualvolta metti in atto un rituale, se lo fai una volta lo fai cinque volte, né una volta di più né una volta di meno, puoi non farlo, ma se lo fai una volta lo fai cinque volte, né una volta di meno né una volta di più». In questo modo assecondiamo la logica del sintomo che viene orientata a far salire il nemico in soffitta, perché prendiamo possesso della struttura del problema, ovvero la ritualità – la credenza che attraverso il rituale si rassicura – e rendiamo possibile rinunciarvi. Spesso le persone dicono che ripeterlo cinque volte era troppo noioso e smettono di eseguirlo. Talvolta bisogna aumentare il dosaggio, ma prima o poi si arriva all'interruzione, perché risulta troppo stancante agire come prescritto. Applichiamo dunque la logica della credenza a un sintomo che funziona con la logica della credenza.

Lo stesso stratagemma si applica a un altro tipo di disturbo compulsivo che stavolta non è dettato dalla paura, ma si struttura e si mantiene all'insegna del piacere. Sto parlando del trattamento del disturbo da vomiting che rappresenta un'evoluzione importante nel campo dei disturbi alimentari, introdotta proprio grazie alla ricerca-intervento effettuata da me e dai miei collaboratori presso il Centro di Terapia da me diretto. Si tratta del disturbo definito nella letteratura psichiatrica «bulimia con condotte di eliminazione» e che si riferisce a tutte quelle persone, generalmente donne, che mangiano e vomitano, ma funziona in maniera completamente differente dalla bulimia e richiede di conseguenza un tipo di trattamento completamente diverso. Nella maggioranza dei casi le vomitatrici iniziano la loro «carriera» come anoressiche che non riescono più a non mangiare ma, per il timore di ingrassare, vomitano ciò che mangiano, oppure come bulimiche che, aumentando eccessivamente di peso in seguito alle abbuffate, troppo piacevoli da eliminare, scoprono di poter continuare ad abbuffarsi vomitando l'esorbitante mole di cibo ingerita. Talvolta, come rilevato nelle ragazze più giovani che arrivano nel mio studio negli ultimi tempi, probabilmente quale effetto dell'aperta socializzazione tra teenager dei propri guai con il cibo, iniziano subito a mangiare e vomitare senza aver avuto precedenti problemi nella sfera dei disturbi alimentari, scoprendo che possono rimanere in forma pur mangiando. La modalità di esordio, dunque, può essere differente ma analogo è il destino di queste ragazze che, mangiando e vomitando regolarmente, cominciano, paradossalmente, a provare piacere nel mettere in atto questo giochetto; il piacere di mangiare non ingrassando si trasforma nel piacere di mangiare per vomitare. Poiché qualsiasi cosa ripetuta nel tempo diviene un piacere, in questo caso possiamo parlare di un vero e proprio disturbo ossessivo-compulsivo basato sul piacere, dove il piacere nasce dalla sequenza del mangiare per poi vomitare, quindi da tutto il rituale, che potrebbe essere paragonato a un compiaciuto rito dionisiaco. In altri casi invece è il vomito l'unica fonte di piacere, per cui la persona può mangiare in brevissimo tempo enormi quantità di qualsiasi cibo abbia a disposizione, dolce o salato, cotto o crudo, preferibilmente liquido, e non importa assaporarne il gusto perché ciò che conta è che, quando la pancia sarà abbastanza piena da scoppiare, sarà andare a vomitarlo.

Caso esemplare è quello di una trentenne che, dopo una grave anoressia con tanto di ricoveri, ha cominciato a vomitare all'età di quattordici anni e non ha più smesso, tanto che esordisce dicendo di essere stanca di farlo e di essere determinata a liberarsi dal demone che da anni la possiede. La giovane donna riferisce che le sue abbuffate non sono più frequenti come un tempo, come si intuisce dalla corporatura estremamente esile, ma dice di vomitare quando mangia di più rispetto a quanto previsto in relazione all'attività fisica programmata per la giornata. Riferisce che quando le vengono gli attacchi di fame, giustificati anche dall'uso di diuretici e lassativi, deve abbandonare qualsiasi cosa stia facendo e ingerire due litri di latte con due o tre chili di biscotti. Dopo sta malissimo perché si sente «tradita da se stessa». La sua vita è un disastro, soprattutto dal punto di vista affettivo e sessuale e, come è tipico, l'unica fonte di piacere è quel rituale che da protezione è diventato un'angusta prigione. Le propongo un compito per le due settimane successive, che introduco come una sorta di «pallone sonda» per valutare se sia realmente pentita oppure se ci sia ancora del compiacimento nel mangiare per vomitare. Con sua grande sorpresa non le chiedo di non vomitare ma di farlo come dico io: quando sarà colta dal raptus dovrà mangiare, mangiare, mangiare, fino a quando la sua pancia sarà piena fino quasi a scoppiare. A quel punto, punterà una sveglia affinché suoni un'ora dopo e, trascorso quel tempo, andrà a vomitare. Nell'intervallo dovrà evitare di mangiare o bere qualsiasi cosa. La donna torna dopo due settimane dicendo di avere eseguito il compito e che la prima volta aspettare un'ora è stato molto faticoso e che vomitare dopo aver atteso tutto quel tempo non era più piacevole come prima. Nella seconda settimana ha cominciato a ridurre la portata dell'abbuffata avendo sperimentato una maggiore difficoltà a vomitare e sapendo che, in questo modo, aspettando un'ora, avrebbe assimilato di più, rischiando quindi di ingrassare. Mantengo per altre due settimane lo stesso intervallo e comincio a introdurre, gradualmente, il piacere ai pasti, con l'idea che più si concederà il piacere a colazione, a pranzo, a cena, meno avrà bisogno di mangiare durante le abbuffate ciò che di solito non si concede. In terza seduta la donna riferisce di aver completamente smesso di abbuffarsi e di vomitare e di avere cominciato a mangiare ciò che le piace ai pasti. Procedo nelle sedute successive aumentando ogni volta l'intervallo di un'ora fino ad arrivare a quattro ore, lavorando contemporaneamente sull'incremento del piacere non solo nella sfera alimentare ma in tutta la vita, compreso l'ambito sessuale che dopo qualche seduta ha visto piena realizzazione con il raggiungimento, mai sperimentato prima, del massimo piacere. Chiedere a un compulsivo di evitare di metter in atto la compulsione significa scontrarsi inevitabilmente con una resistenza che porterebbe a un drop-out sicuro, anche perché più un piacere viene vietato, più se ne sente il desiderio, e se ne viene travolti. L'unica possibilità che abbiamo, che diventa quindi la leva vantaggiosa, è modificare il rituale in modo tale che, da piacevole, diventi una vera e propria tortura. Gli effetti possibili di questa manovra sono due: primo, la persona continua a mangiare e vomitare ma gradualmente andrà a diminuire l'entità delle abbuffate per il timore di aumentare di peso fino a non abbuffarsi più e, di conseguenza, a non aver più bisogno di vomitare; secondo, per via dell'attesa di un'ora il rituale non solo non risulta più piacevole come prima, ma diventa una vera e propria tortura, per cui è molto meglio evitare di eseguirlo piuttosto che infliggersi quella che è diventata una punizione. Contemporaneamente a ciò, naturalmente, verranno inseriti, volontariamente o spontaneamente, degli spazi di piacere che prima erano occupati dal rituale, in modo che il demone perda il suo potere e non abbia più ragione di esistere. Aderendo alla prescrizione, qualsiasi cosa la persona faccia, il risultato finale sarà l'estinzione del disturbo, poiché l'abbiamo messa in una condizione dalla quale non può uscire: l'abbiamo intrappolata, o meglio, l'abbiamo fatta salire in soffitta e abbiamo tolto la scala.

«Creare dal nulla» è l'esempio più straordinario di quando non ho apparentemente alcuna risorsa ma me la invento, di quando creo una realtà per produrre effetti concreti, come nel caso della «domanda del miracolo» o della tecnica del «come se» o, in generale, in tutte le varianti dell'approccio *solution oriented* (de Shazer, 1985, 1988,

1994) o di un approccio ipnotico proiettato nel futuro. Pensiamo alla tecnica del « come se » abbinata alla « tecnica della scala »; una manovra che utilizziamo al fine di valutare a che punto il soggetto si percepisce all'interno del proprio processo di cambiamento e per costruire i passi successivi. Come John Weakland e Steve de Shazer suggeriscono, una volta avvenuti dei cambiamenti è bene evidenziarli usando, oltre alle parole, i numeri i quanto questi hanno un grande potere suggestivo e di convincimento poiché sono una formulazione denotativa matematica. Nello specifico chiediamo alla persona: « Se volessimo misurare su una scala da zero a dieci il punto in cui si trova ora, considerando lo zero il momento in cui è venuto da me per la prima volta e dieci il punto in cui potrebbe dire di aver risolto il problema, a che punto della scala si collocherebbe? Il altri termini, che voto si darebbe? »

Una volta che si è dato il voto secondo lui indicativo della propria condizione, proseguiamo spesso sorprendendo il nostro interlocutore: « Bene, ora dobbiamo costruire insieme tutti i gradini della scala cominciando da dieci, fino a giungere al voto che si è attribuito. In altre parole, che cosa dovrebbe accadere per poter dire di essere a dieci? ... E a nove? ... ». Procediamo a ritroso fino a giungere al punteggio stabilito. Si tratta della « tecnica dello scalatore » che si utilizza anche nell'ambito del *problem solving strategico* (Nardone, Mariotti, Milanese, Fiorenza, 2000; Milanese, Mordazzi, 2007) e che si ispira alla modalità utilizzata dalle guide alpine per progettare il percorso da seguire per scalare una montagna. Piuttosto che cominciare dalla base, costruiscono l'itinerario a ritroso in modo da, in primo luogo, evitare di essere fuorviate da eventuali ostacoli rispetto al raggiungimento del proprio obiettivo. In questo modo, infatti, è molto più semplice programmare il tragitto più idoneo e prevedere le necessarie tappe intermedie o eventualmente cambiare il percorso se si incontrassero difficoltà. In questo modo qualcosa di complicato – nel nostro ambito di intervento la completa risoluzione del problema – viene reso semplice e gestibile e a ogni step è possibile verificare l'efficacia delle manovre utilizzate aggiustando il tiro nel caso in cui gli effetti non siano quelli desiderati. In secondo luogo, programmando insieme alla persona la sequenza di micro-obiettivi, si riduce notevolmente la sua resistenza al cambiamento. Questo in quanto il cambiamento procede a piccoli passi e attraverso interventi minimali che conducano, come in una reazione a catena, al grande cambiamento con una fiducia sempre crescente nei confronti delle proprie capacità.

Una volta costruito il percorso, procederemo in maniera differente a seconda di come sono stati riempiti i diversi «gradini» della scala, fino ad arrivare al punto dieci. Per fare qualche esempio, se il punteggio che la persona si dà è basso come cinque e sei e vengono previsti una serie di obiettivi/ostacoli specifici, allora diremo: «Bene, di qui alla prossima volta che ci vedremo, vorrei che ogni giorno si chiedesse ogni mattina, quando si veste e si prepara per uscire: 'Che cosa mi piacerebbe fare, oggi, di differente da quello che faccio ora *come se* fossi passato da cinque a sei?' Fra le cose che le vengono in mente metta in atto la più minimale». Questo modo di procedere guida l'interlocutore a mettere in pratica ogni giorno un piccolo ma al tempo stesso grande cambiamento proiettandosi in uno scenario differente, rappresentato dal gradino successivo al proprio: una realtà inventata che produce effetti concreti.

Procederemmo in maniera differente nel caso in cui la persona si desse «sette» e i passi per raggiungere l'obiettivo finale consistessero nel mantenere la rotta fino a conquistare progressivamente la meta. Allora proporremmo la prescrizione per la quale chiederemmo di lasciare andare le giornate come vengono però, «tutte le sere alle 19,00, dovrà guardare alla giornata trascorsa e chiedersi: 'È avvenuto spontaneamente qualcosa che mi faccia dire che da sette sono passato a otto?' Se è avvenuto spontaneamente me lo racconterà; se non è avvenuto spontaneamente, dalle 19,00 in poi, volontariamente, dovrà fare qualcosa che dimostri che da sette è passata a otto». Chiuderemmo dicendo: «Sono curioso di vedere se saranno più le volte in cui è avvenuto spontaneamente o quelle in cui è avvenuto volontariamente», con un'illusione d'alternative. Di solito quando la persona torna sono più le conquiste spontanee ma, in ogni caso, è stata messa in una condizione in cui il cambiamento non solo è possibile ma inevitabile. La persona non agisce più in funzione del disagio o del problema che l'ha portata da noi, ma seguendo una nuova credenza e comportandosi «come se» questa fosse vera; in tal modo, la rende vera e agisce concretamente realizzandola. Spesso, inoltre, introdurre l'idea che alcune cose avverranno spontaneamente funziona come una «profezia che si autoavvera» facendo sì che, la volta successiva, la persona ci porterà non solo le conquiste volontarie ma anche quelle spontanee. Il nuovo modello comincia a divenire spontaneo e consolida sempre più una nuova autopercezione nella relazione con sé, con gli altri, con il mondo.

Altro esempio riguarda invece le situazioni nelle quali il livello di autonomia dell'individuo è ancora maggiore per cui non solo si dà un voto alto ma ci porta una serie di cambiamenti spontanei. Possiamo semplicemente dirgli: «Di qui alla prossima volta, vivrà le proprie giornate come vengono e la sera si darà il voto. Vediamo se sarà uguale o differente».

Come è evidente, quella descritta è una tecnica formidabile nell'ambito della terza fase della terapia – quella del consolidamento – per consentire alla persona di procedere con la sensazione sempre crescente di essere lei a guidare il proprio processo di cambiamento dopo la rottura del sistema percettivo-reattivo disfunzionale. Il terapeuta avrà un ruolo sempre minore, in modo che le diverse conquiste avvengano non tanto come qualcosa di ingiunto o indotto da lui quanto piuttosto come la naturale conseguenza del riemergere delle risorse individuali sopite. In altre parole, «se ti manca qualcosa, chiedilo in prestito a te stesso» (Catone).

Il creare dal nulla si utilizza però con successo anche nelle prime fasi, anzi, talvolta fin dalla prima seduta. Ciò accade quando ho bisogno di smontare una credenza erronea a piccoli ma precisi passi, creando dal nulla piccoli cambiamenti nella struttura del problema che vadano a confermare l'inesattezza della credenza e a costruirne una nuova. Esiste una particolare variante, molto più frequente di quanto si possa pensare, del disturbo ossessivo-compulsivo che io definisco propiziatoria, dove i rituali hanno la funzione di propiziare che le cose vadano bene. Tali rituali sono spesso numerosi e molto differenti gli uni dagli altri, e in molti casi non hanno quella sequenza numerica nei confronti della quale adotto da anni, con successo, la già citata manovra di far ripetere alla persona il rituale, volontariamente, un certo numero di volte. In questi casi è necessario utilizzare una differente tipologia di intervento. Mi viene in mente il caso, recentissimo, di una cantante lirica che esordisce dicendo di avere questo problema: tutti la ritengono un talento, tutti tranne lei, poiché non riesce a cantare come vuole e la sua voce, potenzialmente rara, non «esce fuori» come lei desidera. Da sempre, come molti artisti, ha quelle che lei definisce «superstizioni», nel senso che prima di cantare mette in atto dei rituali che, se compiuti, serviranno secondo lei a rendere la sua performance ottimale. Tali rituali propiziatori non riguardano però più solo il canto, che dall'essere la sua passione è diventato quasi una tortura, ma si sono generalizzati a tutta la sua vita, per cui ciò che prima la rassicurava è diventato la sua prigione, e neppure efficace quanto pensava nel farle raggiungere i suoi obiettivi. Come prima cosa, e in questi casi è fondamentale farlo, svelo il trucco alla donna, ovvero le propongo l'idea, cominciando a insinuare che «...quando io ho una credenza falsa che ritengo essere vera e metto in atto il rituale, la rendo vera. Il problema non è tanto il fatto di avere una credenza, ma il rituale che la rende verità. Dobbiamo rompere la sequenza 'credenza erronea che ritengo vera → rituale' e, per fare questo, dobbiamo intervenire sul rituale». Propongo quindi alla donna, che ha colto subito il «come funziona», di fare un esperimento: le chiedo di compiere ogni giorno per due settimane una piccola violazione al rituale. Può compierlo fino in fondo e poi rovinarlo, oppure compierlo introducendovi un piccolo elemento di disordine, una piccola variazione. Dopo avere fatto ciò, dovrà osservare che cosa accade, ossia se ciò che temeva e per il quale si è reso necessario il rituale accade oppure no. Concludo dicendo: «Questo è un modo perché sia tu a gestire l'ossessione e non l'ossessione a gestire te». La cantante torna dopo due settimane dopo aver violato il 50% dei rituali e raccontandomi che, in seguito alle violazioni (che in questo caso consistevano nell'evitare di fare il rituale), non era accaduto alcunché di spaventoso o disastroso, anche se imputa la cosa al fatto di non aver avuto concerti. Ribadisco la violazione e la rimando a due settimane dopo. Quando torna, è successa una cosa che lei definisce strana, ovvero il fatto che le è capitato di cantare ma nonostante avesse evitato di compiere il rituale, la voce era libera e rispondeva in maniera perfetta, mentre nelle occasioni più importanti nelle quali per paura di fallire aveva attuato il rituale non aveva cantato così bene e cantare non era stato un piacere ma un peso. Procedo quindi indicandole di estendere la violazione a tutti i rituali, fino alla loro completa eliminazione, mentre parallelamente, lavorandoci in maniera comunque molto spontanea, è tornato il piacere di cantare e le sue prestazioni hanno raggiunto i livelli desiderati. Attraverso la piccola violazione creo dunque un'eccezione rispetto alla credenza iniziale, ovvero «se non compio il rituale non riesco a cantare come vorrei o le cose non andranno come desidero» e la persona sperimenterà che, dopo, non accadrà nulla di ciò che teme. Violazione dopo violazione, creo dal nulla una realtà differente per la quale non solo l'evento nefasto non accadrà ma, eliminando gradualmente i rituali, la vita della persona assumerà un direzione differente, ovvero non più all'insegna di ciò che comanda l'ossessione ma di ciò che decide la persona, tornando così a essere responsabile della propria vita.

«Lo stratagemma dello stratagemma svelato» corrisponde apparentemente all'assenza di stratagemmi, mentre è il più sottile di tutti. A questo proposito mi piace ricordare un fatto singolare accaduto nel lontano 1993 durante un workshop sul trattamento dei disordini alimentari a Milano. Gianfranco Cecchin mi chiamò dicendo che, assieme a Luigi Boscolo, avrebbe avuto piacere di venire a vedere come lavoravo. A pranzo mi chiese una cosa curiosa: «Perché tu, nei tuoi libri, spieghi tutti i tuoi trucchi? Poi i pazienti li conoscono e non li puoi più usare». Io ho risposto, come faccio con i miei pazienti, che se conoscono i trucchi lo stratagemma, da velato, diviene svelato, quindi funzionerà ancora meglio. Di solito concludo dicendo: «Ora dovremmo solo scoprire se applicato a lei avrà l'effetto numero uno o numero due». Così trasformo una logica del trucco nascosto in una logica del trucco svelato, ovvero una profezia che si autorealizza. Si tratta del più sottile degli stratagemmi che si applica quando l'altro conosce lo stratagemma, per esempio con persone esperte. Da molti anni mi trovo infatti a fare il dottore dei dottori, ovvero psichiatri, psicologi, psicoterapeuti o medici che hanno letto i miei libri e apprezzano il modello.

Il medesimo effetto lo ottengo con un depresso al quale in prima seduta ho prescritto la mezz'ora di peggiore fantasia e che torna a distanza di due settimane dicendo che, dopo aver concentrato tutte le sue angosce nella mezz'ora, il resto del tempo si è sentito più sollevato, più leggero. In questo caso ristrutturo gli effetti della prescrizione dicendo che era proprio quello che volevo ottenere, ovvero che, dopo avere graffiato il fondo del suo abisso nella mezz'ora di passione, tornasse a galla, sentendosi più libero durante il resto della giornata. Quindi, per le due settimane successive, prescrivo di spostare la mezz'ora la mattina e osserverò che, concentrando tutte le sue angosce in quel momento, noterà l'effetto già sperimentato, ovvero che la parte restante della giornata sarà libera da quella sensazione di angoscia impedente e che in questo modo potrà affrontare in maniera differente e più piacevole le sue giornate. Si tratta di lanciare una profezia che, proprio per il fatto che è stata proposta, fa sì che la persona sperimenti concretamente questa nuova realtà.

La stessa cosa accade quando, come già spiegato, prescrivendo una variante del «come se» della famosa «scommessa» di Pascal (Pascal, 1962), introduco la tecnica dello scalatore: «Di qui alla prossima volta che ci vedremo, vorrei che lasciasse andare le sue giornate come vengono e che, alle 19,00, guardandosi indietro, valutasse se è accaduto spontaneamente qualcosa perché passi da 7 a 8. Se è accaduto qualcosa, allora la prossima volta me lo racconta, altrimenti mette in atto volontariamente qualcosa che la faccia passare da 7 a 8. Sono curioso di sapere se saranno più le cose volontarie o quelle spontanee». Con questa prescrizione, oltre a mettere la persona nella condizione per la quale la volta successiva mi dirà che è a 8, lancio la profezia che saranno più le cose spontanee che quelle volontarie.

Altro esempio interessante, più specifico e che riguarda molte situazioni che tratto quotidianamente, è quello di un ragazzino di tredici anni con diagnosi di autismo, quindi una sorta di condanna per la vita per il bambino, ma soprattutto percepita come tale dai genitori. Questi ultimi riferiscono che il ragazzino, fin dalla scuola dell'infanzia, parlava poco, socializzava con pochi coetanei e scarsamente con l'adulto, aveva difficoltà a mantenere l'attenzione vigile, manifestava una serie di stereotipie verbali e comportamentali. In seguito alla diagnosi i genitori avevano ovviamente intrapreso il classico percorso per situazioni di questo tipo, tra l'altro neppure il più efficace, e cominciato a comportarsi con lui come se fosse autistico. Propongo in seduta l'idea/profezia che invece di autismo possa trattarsi di un disturbo ossessivo-compulsivo grave, che è sicuramente un problema importante ma che si può guarire se trattato in maniera idonea. È stato sufficiente lanciare questa profezia e utilizzare le tecniche usualmente adottate con il disturbo ossessivo-compulsivo, coinvolgendo in questo caso non solo i genitori ma anche la scuola (che ha dimostrato molta collaborazione), perché la diagnosi si sia trasformata da autismo a disturbo ossessivo-compulsivo. Una volta estinti i rituali, si è proposta un'altra profezia, ovvero che potesse trattarsi di un bambino iperattivo con lieve ritardo e anche in questo caso, dal momento che tutti hanno cominciato a comportarsi con lui come se questo fosse vero e, grazie all'adozione di tecniche appropriate, la diagnosi è stata modificata per ridursi, oggi, al «lieve ritardo». Questo è un esempio eclatante non solo di come una diagnosi possa creare la malattia, ma di come tale profezia possa essere smontata lanciandone una nuova.

«Vincere senza combattere» è uno stratagemma che, come «Cambiare sempre rimanendo gli stessi», si applica più alla figura del terapeuta che alla terapia vera e propria, poiché rappresenta il punto d'arrivo dell'acquisizione di sicurezza personale e piena fiducia nelle proprie risorse che lo rende in grado di porsi di fronte alle persone in modo tale da influenzarle immediatamente solo con la semplice presenza. Dal mio punto di vista si tratta dell'effetto dell'apprendimento e dell'acquisizione di tutti gli altri stratagemmi, perché quando sono capace di usare i miei autoinganni, le mie contraddizioni, i miei paradossi, le mie credenze e di applicare tutti gli stratagemmi, mi sono reso talmente flessibile, elastico e in equilibrio costante da sentirmi sicuro in questa sensazione di oscillazione. Mi riferisco a quello che di solito gli altri ti attribuiscono come *carisma* e per cui ti definiscono *full impact person*, quando dicono: «Parlo con te e già mi sento bene».

In questo consiste il 50% della terapia e della leadership, perciò equivale a «vincere senza combattere», perché mi consente di lavorare contemporaneamente sulle aspettative della persona e sulla relazione terapeutica. Si tratta di quello che i ricercatori sui *common factors* della psicoterapia dichiarano essere il 60-70% di ciò che produce l'efficacia terapeutica. Ne consegue, dal mio punto di vista, che le persone con problemi irrisolti non possono fare i terapeuti o i leader, cosa che, invece, accade fin troppo spesso. Non è possibile aiutare gli altri se si ha bisogno di essere aiutati: per questo la costruzione della persona del terapeuta è fondamentale.

A questo punto la domanda è: «Come si fa a diventare persone equilibrate?» Di nuovo, lavorando con la logica non ordinaria su se stessi, quindi usando i propri autoinganni e imparando a trasformarli da disfunzionali a funzionali, all'inizio sotto la supervisione di un esperto, per poi riuscire a farlo da soli. La psicoterapia, come scuola, richiede tanti buoni maestri e se si ha un buon maestro e lo si ritiene tale ma poi si scopre che non vive bene la miglior cosa da fare è cambiarlo, perché se una persona non è riuscita a costruire un suo equilibrio nella vita sarà scarsamente capace di farlo costruire a un suo allievo. Un buon maestro dev'essere un buon modello, e se non è un buon modello non è un buon maestro. Con questo non voglio dire che non devo aver avuto problemi, ma che devo averli affrontati e superati. Un famoso seguace di Freud, Cesare Musatti, nel suo libro *Curar nevrotici con la propria analisi* (1987) dichiara che «Si possono curare i nevrotici solo a patto di essere nevrotici». Io riscrivo tale affermazione in «Si possono curare i nevrotici solo a patto di essere stati nevrotici». Puoi farlo ma a patto che tu non lo sia più. Non a caso *Cavalcare la propria tigre* (2003b), il libro sugli stratagemmi, si conclude con un aforisma di Gandhi che per me dovrebbe essere l'aforisma di ogni terapeuta: «Sii quello che vorresti che il mondo fosse» (Gandhi, 1973).

«Similia similibus curantur»: far calzare la soluzione al problema

Nello studio e nell'applicazione degli stratagemmi, come visto, troviamo la loro classificazione nelle tre aree, cosa che ci aiuta a far calzare l'intervento al problema, rendendoci molto più focalizzati sulla soluzione e molto più liberi dal nostro modello mentale. Uno dei problemi più seri per uno strategico ingenuo, infatti, è pensare: «Ho tante chiavi di soluzione e le applico», dimenticando che può aprire la serratura solo a patto di adattarvi le chiavi modellandole, come un ladro professionista. Di qui l'importanza di capire il tipo di logica sottesa alla persistenza del problema. Del resto la prima regola della terapia strategica ci insegna che è l'obiettivo da raggiungere a guidare l'intervento, sono le caratteristiche del problema a portare alla sua soluzione, e non la mia teoria. Il famoso *Similia similibus curantur* di Ippocrate agisce proprio a questo livello; logica della struttura e della soluzione del problema. Del resto Kurt Lewin, molto prima di me, ha scritto che se vuoi conoscere un sistema devi cambiarne il funzionamento. Il cambiamento, che è inevitabile, usato come pallone sonda nella mia interazione, inserisce un nuovo autoinganno che, a livello di funzionamento del sistema, finirà per svelare come funziona il sistema stesso (Lewin, 1946). Conoscere i problemi mediante la loro soluzione significa evitare di cadere nella trappola: prima l'osservazione, la diagnosi, poi l'intervento. Siccome non posso non influenzare, non posso non interagire, la mia interazione diventerà non casuale ma strategica. Le mie domande, le parafrasi, le ristrutturazioni, le tecniche evocative permettono di introdurre cambiamenti che possono essere risolutivi o che comunque consentono di conoscere come funziona il problema perché mettono in moto un'interazione che svela il tipo di autoinganno. I sistemi percettivi-reattivi non sono altro che le applicazioni di questo modello grazie alle quali siamo in grado di individuare, attraverso le soluzioni che si sono ripetute trattando centinaia di casi, come funziona chi soffre di una determinata percezione che a sua volta porta a una specifica reazione reiterata nel tempo. Pensiamo al fobico e alle tentate soluzioni che mette in atto: quando evita una situazione, nell'atto di evitarla, ha l'autoinganno/credenza di salvarsi, ma l'effetto che ottiene è un incremento del problema. Quando chiede aiuto o richiede protezione o rassicurazione, sa che così non si assume le proprie responsabilità ma ha bisogno di protezione, quindi contraddice se stesso perché in quel momento non può farne a meno. Quando cerca di tenere a bada il sintomo, vuole controllare volontariamente ciò che è spontaneo, entrando in una logica paradossale: volendo limitare aumenta. Siamo quindi di fronte a uno stesso sistema percettivo-reattivo che si esprime in tre logiche non ordinarie: una logica paradossale, una logica della contraddizione, una logica della credenza. Dovremo intervenire trasformando queste tre dinamiche in qualcosa di funzionale e lo faremo utilizzando il *Similia similibus curantur*. Non a caso usiamo la «peggiore fantasia» per bloccare il tentativo di controllo che fa perdere il controllo, ossia il tratto essenziale dell'attacco di panico in tutte le sue forme. Non a caso proponiamo la ristrutturazione della paura dell'aiuto, che è una ristrutturazione logica, per bloccare la richiesta di aiuto. Ancora, non a caso cominciamo a introdurre il «come se» perché la persona metta in atto dei controevitamenti oppure delle tecniche che facciano compiere certe esperienze dirette capaci di modificare la credenza. In questo modo, il protocollo diventa formale e rigoroso, anche se mantiene aspetti di flessibilità, perché poi dev'essere adattato a ogni singola situazione; qualunque adattamento però non calzerà se prima non avrò chiari tutti i passaggi del protocollo formalizzato. Il problema più serio nelle supervisioni con i terapeuti affiliati sui casi in cui sono bloccati è proprio la difficoltà ad adattare creativamente il protocollo alla situazione perché o hanno il guizzo di genio che nasce dall'idea «più sono creativo più funzionerà» – e in genere è un disastro se il guizzo creativo non è accompagnato dal rigore – oppure non riescono a individuare come potrebbero variare la prescrizione. Torniamo alla persona che ha paura di volare, con la quale viene adattato ciò che solitamente si utilizza per gli attacchi di panico. La «peggiore fantasia» verrà proposta in prima seduta e fatta eseguire durante il viaggio: si agisce sull'evitamento facendo prestare attenzione a tutti i segni della paura negli altri, si blocca la richiesta di aiuto dicendo che tutto questo deve essere fatto evitando di parlare, perché continuando a farlo il problema peggiorerà e la persona non riuscirà mai a prendere l'aereo. Dunque il protocollo per gli attacchi di panico viene adattato alla paura del volo perché è molto più efficace in questo modo, ma la struttura logica dei criteri di intervento sul panico è esattamente la stessa: credenza, contraddizione e paradosso. In altri termini, l'utilizzo terapeutico delle logiche ambivalenti richiede al tempo stesso sistematicità, rigore e, quando ciò non basta, inventiva.

Del resto Gregory Bateson, più di mezzo secolo fa, sosteneva: «Il rigore da solo è morte per asfissia, la creatività da sola è pura follia» (Bateson, 1972, 1979).

Bibliografia

Alexander, F. (1956), *Psychoanalysis and Psychotherapy*, Norton, New York.

Anonimo (1990), *I 36 stratagemmi. L'arte cinese di vincere*, Guida Editore, Napoli.

Ardrey, R. (1986), *La retorica di Alessandro*, Rizzoli, Milano.

Austin, J.L. (1962), *How to Do Things with Words*, Harvard University Press, Cambridge (tr. it. *Come fare cose con le parole*, Marietti, Genova, 1987).

Balzac, H. de (1958), *Scritti critici*, Feltrinelli, Milano.

Bateson, G., Jackson, D.D., Haley J., Weakland J.H. (1956), *Toward a theory of schizophrenia*, in «Behavioral Science», I, pp. 251-264; tr. it. *Verso una teoria della schizofrenia*, pp. 21-42, in C.E. Sluzky, D.C. Ransom, *Il doppio legame*, Astrolabio, Roma, 1979.

Bateson, G., Jackson, D.D. (1964), *Some varieties of pathogenic organization*, in «Disorders of communication», vol. 42, Research Publications of the Association for research in nervous and mental disease.

Bateson, G. (1978), *Steps to an ecology of mind*, Ballantine Books, New York (tr. it. *Verso un'ecologia della mente*, Adelphi, Milano, 1976).

Cecchin, G. (1990), *How to utilize a therapist's bias*, in Zeig, J.K., Gilligan, S. (ed.), *Brief Therapy: myths, method and methaphors*. Brunner/Mazel, N.Y.

Cialdini, R.B. (1984), *Influence: How and Why People Agree to*

Things, Morrow, New York (tr. it. *Le armi della persuasione*, Giunti Barbera, Firenze, 1989).

Clarke, A.C., in Owen, N. (2001), *The Magic of Metaphor*, Crown House Publishing, Glasgow (tr. it. *Le parole portano lontano*, Ponte alle Grazie, Milano, 2004).

Da Costa, N. (1989a), *The logic of Self-Deception*, « American Philosophical Quarterly », 1.

Da Costa, N. (1989b), *On the Logic of Belief*, « Philosophical and Phenomenological Research », 2.

Darwin, C. (1982), *L'origine dell'uomo*, BUR, Milano.

De Shazer, S. (1985), *Keys to solution in brief therapy*, Norton, New York (tr. it. *Chiavi per la soluzione in terapia breve*, Astrolabio, Roma, 1986).

De Shazer, S. (1988), *Clues: Investigative Solutions in Brief Therapy*, Norton, New York.

De Shazer, S. (1994), *Words Were Originally Magic*, Norton, New York.

Einstein A., in Wilson, E.O., Boorsteen, D.J. (2003), *L'avventura della ricerca, da Socrate a Einstein. Storia degli uomini che hanno inventato il mondo*, Raffaele Cortina, Milano.

Elster, J. (1979), *Ulysses and the Sirens*, Cambridge University Press, Cambridge (tr. it. *Ulisse e le Sirene. Indagini sulla razionalità e l'irrazionalità*, il Mulino, Bologna, 1983).

Elster, J. (ed.) (1985), *The multiple Self*, Cambridge University Press and Universitetfarlaget AS (Norwegian University Press) (tr. it. *L'io multiplo*, Feltrinelli, Milano, 1991).

Foerster, H. von (1973), *Costruire una realtà* (tr. it. in Watzlawick, P., a cura di, *La realtà inventata*, Feltrinelli, Milano 1988).

Foerster, H. von (1974), *Kybernetik einer Erkenntnistheorie*, in W.D. Keidel, W. Handler, M. Spring (ed.), *Kybernetik und Bionic*, Oldenburg, München, Wien, pp. 27-46.

Foerster, H. von (1987), *Sistemi che osservano*, Astrolabio, Roma.

Foerster, H. von (1997), *Etica e cibernetica di secondo ordine*, in Watzlawick, P., Nardone, G. (a cura di), *Terapia breve strategica*, Raffaello Cortina editore, Milano.

Foerster, H. von, Porksen, B. (2001), *La verità è l'invenzione di un bugiardo*, Meltemi, Roma.

Foerster, H. von, Glasersfeld, E. von (2001), Come ci si inventa. Storie, buone ragioni e entusiasmi di due responsabili dell'eresia costruttivista, Odradek Edizioni, Roma.

Gandhi, M.K. (1973), *Pensieri*, La Locusta, Vicenza.

Glasersfeld, E. von (1975), *Radical Constructivism*, The Falmer Press, London.

Glasersfeld, E. von (1979), *Cybernetic experience and concept of self*, in M.N. Ozer (ed.), *A cybernetic approach to assessment of children: towards more human use of human beings*, Westview Press, Boulder (Colorado).

Glasersfeld, E. von (1984), «An Introduction to Radical Constructivism», in Watzlawick, P. (ed.), *The Invented reality*, Norton, New York (tr. it. «Introduzione al costruttivismo radicale», in Watzlawick, P., 1988, *op. cit.*).

Glasersfeld, E. von (1995), *Radical Constructivism*, The Falmer Press, London (tr. it. *Il costruttivismo radicale. Una via per conoscere e apprendere*, Società stampa sportiva, Roma, 1998).

Gödel, K. (1931), *Über formal unentscheidbare Sätze der Principia Mathematica und verwandter Systeme I.*, in «*Monatshefte für Mathematik und Physik*», 38, pp. 173-98 (tr. it. *Proposizioni formalmente indecidibili dei 'Principia Mathematica' e di sistemi affini*, in E. Agazzi, *Introduzione ai problemi dell'assionatica*, Vita e Pensiero, Milano, 1961).

Goethe, J.W. (1983), *Massime e riflessioni*, Teoria, Roma.

Gorkij, M., (1995), *Due anime*, Il Poligrafo, Padova.

Grigg, R. (1988), *The Tao of Relationships: A Balancing of Man and Woman*, (tr. it. *Il tao delle realzioni tra uomo e donna*, TEA, Milano, 1998).

Hesse, H. (1927), *Il lupo della steppa*, Mondadori, Milano.

Hesse, H. (1985), *Siddharta*, Adelphi, Milano.

Hofmannsthal, H. von (1991), *L'ignoto che appare. Scritti 1891-1914*, Adelphi, Milano.

Huxley, A. (1951), *L'arte di vedere*, Mondadori, Milano.

James, W. (1901), *Principi di psicologia*, Società editrice libraria, Milano.

Julien, G. (1998), *Trattato dell'efficacia*, Einaudi, Torino.

Jung, C.G. (1975), *I tipi psicologici*, Bollati Boringhieri, Torino.

Kant, I. (1985), *Critica della ragion pura*, Laterza, Roma-Bari.

Le Bon, G. (2004), *Psicologia delle folle*, TEA, Milano.

Lewin, K. (1946), *Action Research and Minority Problems*, in «*Journal of Social Issues*», 2, pp. 34-46 (tr. it. *Ricerca per l'intervento sui problemi delle minoranze*, in Lewin, K., *I conflitti sociali*, Franco Angeli, Milano, 1980).

Lichtengerg, G. (1981), *Libretto di consolazione*, Rizzoli, Milano.

Loriedo C., Nardone, G., Watzlawick, P., Zeig, Z. (2004), *Strategie e stratagemmi della psicoterapia. Tecniche ipnotiche e non ipnotiche per la soluzione, in tempi brevi, di problemi complessi*, Franco Angeli, Milano.

Madanes, C. (1981), *Strategic family therapy*, Jossey Bass, San Francisco (tr. it., *Per una terapia familiare strategica*, La Nuova Italia Scientifica, Roma, 1987).

Milanese, R., Mordazzi, P. (2007), *Coaching strategico. Trasformare i limiti in risorse*, Ponte alle Grazie, Milano.

Muriana, E., Pettenò, L., Verbitz, T. (2006), *I volti della depressione. Abbandonare il ruolo della vittima: curarsi con la psicoterapia in tempi brevi*, Ponte alle Grazie, Milano.

Musatti, C. (1987), *Curar nevrotici con la propria autoanalisi*, Mondadori, Milano.

Nardone, G., Watzlawick, P. (1990), *L'arte del cambiamento*, Ponte alle Grazie, Milano.

Nardone, G. (1991), *Suggestione ! ristrutturazione = cambiamento. L'approccio strategico e costruttivista alla psicoterapia breve*, Giuffrè, Milano.

Nardone, G. (1993), *Paura, panico, fobie*, Ponte alle Grazie, Firenze.

Nardone, G. Fiorenza, A. (1995), *L'intervento strategico nei contesti educativi: comunicazione e problem-solving per i problemi scolastici*, Giuffré, Milano.

Nardone, G. (1997), *La terapia breve strategica evoluta dai modelli generali ai protocolli specifici di trattamento*, in Watzlawick, P., Nardone, G., *Terapia breve strategica*, pp. 189-193.

Nardone, G., Salvini, A. (1997), *Logica matematica e logiche non ordinarie come guida per il problem solving strategico*, in Watzlawick, P., Nardone, G., *Terapia breve strategica*, pp. 53-57.

Nardone, G. (1998), *Psicosoluzioni*, Rizzoli, Milano.

Nardone, G., Verbitz, T., Milanese, R. (1999), *Le prigioni del cibo*, Ponte alle Grazie, Milano

Nardone, G. (2000), *Oltre i limiti della paura*, Rizzoli, Milano.

Nardone, G., Mariotti, R., Milanese, R., Fiorenza A. (2000), *La terapia dell'azienda malata*, Ponte alle Grazie, Milano.

Nardone, G., Rocchi, R., Giannotti, E. (2001), *Modelli di famiglia. Conoscere e risolvere i problemi tra genitori e figli*, Ponte alle Grazie, Milano.

Nardone, G., Rampin, M. (2002), *Terapie apparentemente magiche*, Mc Graw-Hill, Milano.

Nardone, G. (2003a), *Non c'è notte che non veda il giorno*, Ponte alle Grazie, Milano.

Nardone, G. (2003b), *Cavalcare la propria tigre*, Ponte alle Grazie, Milano.

Nardone, G. (2003c), *Al di là dell'amore e dell'odio per il cibo*, Rizzoli, Milano.

Nardone, G. Salvini, A. (2004), *Il dialogo strategico*, Ponte alle Grazie, Milano.

Nardone, G. (2005), *Correggimi se sbaglio*, Ponte alle Grazie, Milano.

Nardone, G., Portelli, C. (2005), *Knowing Through Changing: The Evolution of Brief Strategic Therapy*, Crown House Publishing, Glasgow.

Nardone, G., Watzlawick, P. (2005), *Brief Strategic Therapy: Philosophy, Techniques and Research*, Rowman & Littlefield, Aronson, New Jersey.

Nardone, G., Rampin, M. (2005), *La mente contro la natura*, Ponte alle Grazie, Milano.

Nardone, G., Loriedo, C., Zeig, J., Watzlawick, P. (2006), *Ipnosi e terapie ipnotiche*, Ponte alle Grazie, Milano.

Nardone, G. (2007a), *Cambiare occhi toccare il cuore: aforismi terapeutici*, Ponte alle Grazie, Milano.

Nardone, G. (2007b), *La dieta paradossale*, Ponte alle Grazie, Milano.

Nietzsche, F. (1985), *La gaia scienza*, Editori Riuniti, Roma.

Nietzsche, F. (1994), *I quattro grandi errori*, in *Il crepuscolo degli idoli. Ovvero come si filosofa con il martello*, Newton Compton, Milano.

O'Hanlon, W.H. (1987), *Taproots: Underlying Principles of Milton Erickson's Therapy and Hipnosis*, Norton, New York.

Pascal, B. (1962), *Pensieri*, tr. it. Einaudi, Torino.

Pessoa, F. (1993), *Il poeta come fingitore*, Feltrinelli, Milano.

Pinel, P. (1991), *Trattato sull'insanità*, in Breggin, P. (1991), *op. cit.*

Russell, B. Schilpp, P.A. (1940), *The Philosophy of B. Russell*, Northwestern University.

Škorjanec, B. (2000), *Il linguaggio della terapia breve*, Ponte alle Grazie, Milano.

Talmon, M. (1990), *Single Session Therapy*, Jossey-Brass, San Francisco.

Tarde, G., (a cura di R. Conforti) (2005), *L'opinione e la folla*, La Città del Sole.

Tommaso d'Aquino (1986), *Summa theologiae*, Marietti, Torino.

Voltaire (1996), *Il superfluo è necessario*, Editori Riuniti, Roma.

Watzlawick, P., Beavin, J.H., Jackson, D.D. (1971), *Pragmatics of human communication: a study on interactional patterns, pathologies and paradoxes*, W.W. Norton Co., New York (tr. it. *Pragmatica della comunicazione umana*, Astrolabio, Roma).

Watzlawick, P., Weakland, J.H., Fisch, R. (1974), *Change: principles of problem formation and problem solution*, W.W. Norton Co., New York (tr. it. *Change: la formazione e la soluzione dei problemi*, Astrolabio, Roma).

Watzlawick, P., Weakland, J.H. (1978), *La prospettiva relazionale*, Astrolabio, Roma.

Watzlawick, P. (1988), *La realtà inventata*, Feltrinelli, Milano.

Watzlawick, P. (1989), *Il codino del barone di Münchhausen. Ovvero: psicoterapia e «realtà»*, Feltrinelli, Milano.

Watzlawick, P., Nardone G. (1997), *Terapia breve strategica*, Raffaello Cortina, Milano.

Watzlawick, P. (2007), *Guardarsi dentro rende ciechi*, Ponte alle Grazie, Milano.

Weakland, J.H., Fisch, R., Watzlawick, P., Bodin, A. (1978), *La prospettiva relazionale*, Astrolabio, Roma.

Whitehead, A.N., Russell, B. (1910-13), *Principia Mathematica*,

Cambridge University Press, Cambridge, UK (tr. it. *Introduzione ai «Principia Mathematica»*, La Nuova Italia, Firenze, 1977).

Wiener, N. (1967), *The human use of human being: cybernetics and society*, Avon, New York.

Wiener, N. (1975), *Cybernetics, or control and communication in the animal anche the machine*, Massachusetts Institute of Technology Press, Cambridge.

Wilde, O. (1986), *Aforismi*, Mondadori, Milano.

Wilson, E.O., in Boorsten, D.J. (2003), *op. cit.*

Wittgenstein, L. (1953), *Philosophische Untersuchungen*, Basic Blackwell, Oxford.

Indice

Giorgio Nardone – Siegfried Stohr
Panico al volante

Guidare non è un'azione naturale, ma un apprendimento complesso che coinvolge mente, corpo ed emozioni. Per questo l'automobile può diventare il luogo in cui emergono paure profonde: attacchi di panico, timore di perdere il controllo o di sentirsi male, claustrofobia nelle gallerie, agorafobia, ossessioni legate alla velocità o agli incidenti. Anche chi ha la patente da molto tempo può ritrovarsi improvvisamente bloccato, incapace di guidare con serenità. In questo libro Giorgio Nardone affronta in modo diretto e accessibile le principali fobie legate alla guida, spiegandone i meccanismi e illustrando, attraverso numerosi casi clinici, le strategie terapeutiche più efficaci per superarle. Ma non sempre la paura è causata da una patologia. La seconda parte del volume, curata da Siegfried Stohr, pilota e docente di guida sicura, è un vero e proprio manuale pratico per acquisire maggiore sicurezza e abilità al volante. Rivolta non solo a chi soffre di ansia, questa sezione offre indicazioni concrete per sviluppare una guida più consapevole, equilibrata e responsabile. Un libro che unisce psicologia e tecnica, pensato per restituire libertà, fiducia in sé e il piacere di un rapporto sereno e gioioso con la strada e l'automobile.

PONTE ALLE GRAZIE

Fotocomposizione Editype S.r.l.
Agrate Brianza (MB)

Finito di stampare
nel mese di luglio 2026
per conto della TEA S.r.l.
da Rotolito S.p.A.
Seggiano di Pioltello (MI)
Printed in Italy

FSC
www.fsc.org
MISTO
Carta | A sostegno della gestione forestale responsabile
FSC® C005461